Mit freundlicher Empfehlung überreicht durch

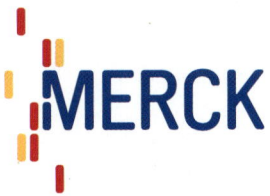

Diagnostik und Therapie von Schilddrüsenfunktionsstörungen

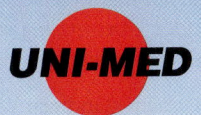

UNI-MED Verlag AG
Bremen - London - Boston

Prof. Dr. Rainer Hampel
Klinik und Poliklinik für Innere Medizin
Universität Rostock
Ernst-Heydemann-Straße 6
18055 Rostock

Hampel, Rainer:
Diagnostik und Therapie von Schilddrüsenfunktionsstörungen/Rainer Hampel.-
2. Auflage - Bremen: UNI-MED, 2002
(UNI-MED SCIENCE)
ISBN 3-89599-668-8

© 2000, 2002 by UNI-MED Verlag AG, D-28323 Bremen,
  International Medical Publishers (London, Boston)
  Internet: www.uni-med.de, e-mail: info@uni-med.de

Printed in Germany

Das Werk ist urheberrechtlich geschützt. Alle dadurch begründeten Rechte, insbesondere des Nachdrucks, der Entnahme von Abbildungen, der Übersetzung sowie der Wiedergabe auf photomechanischem oder ähnlichem Weg bleiben, auch bei nur auszugsweiser Verwertung, vorbehalten.

Die Erkenntnisse der Medizin unterliegen einem ständigen Wandel durch Forschung und klinische Erfahrungen. Die Autoren dieses Werkes haben große Sorgfalt darauf verwendet, daß die gemachten Angaben dem derzeitigen Wissensstand entsprechen. Das entbindet den Benutzer aber nicht von der Verpflichtung, seine Diagnostik und Therapie in eigener Verantwortung zu bestimmen.

Geschützte Warennamen (Warenzeichen) werden nicht besonders kenntlich gemacht. Aus dem Fehlen eines solchen Hinweises kann also nicht geschlossen werden, daß es sich um einen freien Warennamen handele.

UNI-MED. Die beste Medizin.

In der Reihe UNI-MED SCIENCE werden aktuelle Forschungsergebnisse zur Diagnostik und Therapie wichtiger Erkrankungen "state of the art" dargestellt. Die Publikationen zeichnen sich durch höchste wissenschaftliche Kompetenz und anspruchsvolle Präsentation aus. Die Autoren sind Meinungsbildner auf ihren Fachgebieten.

Vorwort und Danksagung

Schilddrüsenerkrankungen zählen zu den häufigsten Endokrinopathien. Deutschland ist darüberhinaus infolge des alimentären Jodmangels ein Strumaendemiegebiet. Im Durchschnitt trägt hierzulande fast jeder zweite eine zu große Schilddrüse, bei einem Drittel der weiblichen und einem Fünftel der männlichen Bevölkerung findet man mindestens einen Schilddrüsenknoten. Langzeitiger Jodmangel zieht nicht nur euthyreote Strumen nach sich, sondern verursacht mit zunehmendem Kropfalter knotige Veränderungen mit unterschiedlicher Funktion. Wenngleich im genannten Zusammenhang die Malignitätsprävalenz kaum steigt, entstehen häufiger Schilddrüsenkarzinome mit höherer Malignität als in suffizient mit Jod versorgten Gebieten. Der Jodmangel und seine Folgekrankheiten fordern jährlich etwa 1,25 Milliarden Euro für Diagnostik, Therapie, Nachsorge und Lohnausgleichszahlungen. Die Kropfoperation steht an vierter Stelle der Operationsstatistik. Eine effektive Jod-Strumaprophylaxe könnte diese Summe drastisch senken. Auf Grund der jüngsten epidemiologischen Daten befindet sich Deutschland auf einem guten Weg, die durch den Jodmangel bedingte Strumaendemie zu überwinden.

Die meisten Schilddrüsenkrankheiten werden von einem Kropf begleitet. Die Struma verkörpert aber nur ein Symptom und hat zahlreiche Differentialdiagnosen (Jodmangelstruma; sporadische euthyreote Kröpfe; Knotenstrumen unterschiedlicher Dignität und Funktion; Hyperthyreose bei Autoimmunthyreopathie, bei nichtimmunogener Autonomie oder seltenen Ätiologien; Formen der immunogenen und nicht immunogenen Thyreoiditiden mit verschiedenen Schilddrüsenfunktionslagen; Malignome; seltene Ursachen). Die Hypothyreose, die endokrine Orbitopathie, die Veränderungen des Schilddrüsenhormonmusters im Serum bei schweren Allgemeinerkrankungen ("Low-T3-Syndrom") und kritische Entgleisungen der Schilddrüsenfunktion (thyreotoxische Krise, hypothyreotes Koma) können im klinischen Alltag diagnostische oder therapeutische Probleme bereiten. Wegen der weiten Verbreitung einer Amiodarontherapie bei kardiologischen Patienten wurde den Auswirkungen dieser Medikation auf die Schilddrüse ein eigenes Kapitel gewidmet.

Anliegen des Buches ist es, auf der Grundlage der aktuellsten klinisch relevanten Erkenntnisse dem Arzt in Klinik und Praxis, aber auch dem Studenten des höheren Semesters in kompakter Form rasche fachkundige Unterstützung in der Betreuung Schilddrüsenkranker zu geben. Pathophysiologische Details beschränken sich auf das Notwendige, um die moderne Diagnostik, Therapie und Prophylaxe zu begründen. Reichlich Tabellen und Abbildungen sollen die schnelle Information auf einen Blick ermöglichen. Nicht zuletzt fließt mehr als ein viertel Jahrhundert Erfahrung in der Beschäftigung mit den Grundlagen der Schilddrüsenkrankheiten, ihrer Diagnostik, Therapie und Prophylaxe ein.

Rostock, im Oktober 2002 *Rainer Hampel*

Inhaltsverzeichnis

1.	**Physiologische Grundlagen**	**12**
1.1.	Schilddrüsenhormonsynthese und Inkretion	12
1.2.	Schilddrüsenhormontransport und -metabolismus	13
2.	**Diagnostik von Schilddrüsenerkrankungen**	**18**
2.1.	Funktionsdiagnostik	18
2.1.1.	Klinische Befunde	18
2.1.2.	In-vitro-Diagnostik	19
2.2.	Ursachen- und morphologische Diagnostik	20
2.2.1.	Klinische Untersuchung	20
2.2.2.	Sonographie	21
2.2.3.	Schilddrüsenszintigraphie	24
2.2.4.	Röntgendiagnostik	27
2.2.5.	Feinnadelaspirationspunktion mit Zytologie	28
2.2.5.1.	Indikation	28
2.2.5.2.	Durchführung	28
2.2.5.3.	Beurteilung	29
2.2.5.4.	Aussage	31
2.2.6.	Schilddrüsenautoantikörper	31
2.2.6.1.	Klinisch relevante Antikörper	31
2.2.6.2.	TSH-Rezeptorantikörper	31
2.2.6.3.	Schilddrüsenperoxidase- und Thyreoglobulin-Antikörper	32
2.2.6.4.	Bewertung positiver Schilddrüsenautoantikörper-Titer	32
2.2.7.	Schilddrüsenhormonantikörper	33
2.2.8.	Thyreoglobulin	33
2.2.9.	Kalzitonin	33
2.2.10.	Molekulargenetische Untersuchungen	34
2.2.11.	HLA-Bestimmung	34
2.2.12.	Jodidbestimmung	34
3.	**Schilddrüsenkrankheiten mit Störungen der Schilddrüsenfunktion**	**38**
3.1.	Hyperthyreose	38
3.1.1.	Definition	38
3.1.2.	Klinisches Bild	38
3.1.3.	Diagnostik	39
3.1.4.	Subklinische Hyperthyreose	39
3.1.5.	Ätiologie, Pathogenese, Differentialdiagnostik der Hyperthyreoseformen	40
3.1.5.1.	Autoimmunhyperthyreose (Morbus Basedow)	40
3.1.5.1.1.	Prävalenz	41
3.1.5.1.2.	Ätiopathogenese	41
3.1.5.1.3.	Diagnostik	44
3.1.5.2.	Endokrine Orbitopathie	44
3.1.5.2.1.	Prävalenz	44
3.1.5.2.2.	Ätiopathogenese	45
3.1.5.2.3.	Klinisches Bild	45
3.1.5.2.4.	Diagnostik	47
3.1.5.3.	Nichtimmunogene funktionelle Autonomie	48
3.1.5.3.1.	Prävalenz	48
3.1.5.3.2.	Ätiopathogenese	48

3.1.5.3.3.	Klinisches Bild und Diagnostik	49
3.1.5.3.4.	Differentialdiagnostik	50
3.1.5.3.5.	Jod und Autonomie	51
3.1.5.4.	Altershyperthyreose	52
3.1.5.5.	Seltene Hyperthyreoseformen	52
3.1.6.	Therapie der Hyperthyreose	54
3.1.6.1.	Autoimmunhyperthyreose (Morbus Basedow)	54
3.1.6.1.1.	Thyreostatische Therapie	54
3.1.6.1.2.	Radiojodtherapie	58
3.1.6.1.3.	Operative Therapie	59
3.1.6.2.	Endokrine Orbitopathie	60
3.1.6.2.1.	Sicherung von Euthyreose und adjuvante Maßnahmen	61
3.1.6.2.2.	Kortikoidtherapie	61
3.1.6.2.3.	Retrobulbärbestrahlung	61
3.1.6.2.4.	Andere Therapieverfahren	61
3.1.6.2.5.	Therapiezeitpunkt	61
3.1.6.2.6.	Operative Orbitadekompression	62
3.1.6.2.7.	Kontrollen	62
3.1.6.3.	Nichtimmunogene Autonomie	62
3.1.6.3.1.	Thyreostatische Therapie	62
3.1.6.3.2.	Radiojodtherapie	63
3.1.6.3.3.	Operative Therapie	63
3.1.6.3.4.	Besonderheiten	63
3.1.6.3.5.	Subklinische Hyperthyreose	63
3.1.6.4.	Seltene Hyperthyreoseformen	64
3.1.7.	Thyreotoxische Krise	65
3.2.	**Hypothyreose**	**69**
3.2.1.	Definition und Einteilung	69
3.2.2.	Klinisches Bild	70
3.2.3.	Paraklinische Diagnostik	72
3.2.4.	Subklinische Hypothyreose	73
3.2.5.	Ätiologie, Pathogenese, Differentialdiagnostik der Hypothyreoseformen	74
3.2.6.	Therapie der Hypothyreose	75
3.2.6.1.	Schilddrüsenhormonsubstitution	75
3.2.6.2.	Dosierung	75
3.2.6.3.	Kontrollen	76
3.2.6.4.	Besonderheiten	76
3.2.7.	Hypothyreotes Koma (Myxödemkoma)	77
3.3.	**Thyreoiditis**	**79**
3.3.1.	Autoimmunthyreoiditis	80
3.3.1.1.	Chronisch lymphozytäre Thyreoiditis	80
3.3.1.2.	Subakute lymphozytäre Thyreoiditis	81
3.3.1.3.	Amiodaron-induzierte Thyreoiditis Typ I	82
3.3.1.4.	Zytokin-induzierte Thyreoiditis	82
3.3.1.5.	Chronisch fibrosierende Thyreoiditis	82
3.3.2.	Nicht immunogene Thyreoiditis	83
3.3.2.1.	Infektiöse Thyreoiditis	83
3.3.2.2.	Subakute glomerulomatöse Thyreoiditis deQuervain	83
3.3.2.3.	Perineoplastische Thyreoiditis	84
3.3.2.4.	Strahlenthyreoiditis	84
3.3.2.5.	Amiodaron-induzierte Thyreoiditis Typ II	84
3.4.	**Die Schilddrüse unter Amiodarontherapie**	**85**
4.	**Das niedrig-T3-/T4-Syndrom**	**90**

5. Euthyreote Struma — 94

5.1.	Definition	94
5.2.	Klinisches Bild	94
5.3.	Diagnostik	95
5.4.	Jodmangelstruma	96
5.4.1.	Epidemiologie	96
5.4.2.	Pathogenese	97
5.4.2.1.	TSH, Hypertrophie	97
5.4.2.2.	Lokale Wachstumsfaktoren, Hyperplasie	98
5.4.2.3.	Intrathyreoidaler Jodgehalt, δ-Jodlaktone	98
5.5.	Therapie der euthyreoten Struma	99
5.5.1.	Sporadische Struma	99
5.5.2.	Jodmangelstruma	99
5.5.2.1.	Jodidtherapie	101
5.5.2.2.	Therapie mit Schilddrüsenhormonen	102
5.5.2.3.	Kombinationstherapie mit Jodid/Levothyroxin	102
5.5.2.4.	Operative Therapie	103
5.5.2.5.	Radiojodtherapie	104
5.5.3.	Prophylaxe der Jodmangelstruma	105

Index — 110

Physiologische Grundlagen

1. Physiologische Grundlagen

Auch wenn einer Umfrage zufolge 19 % der befragten deutschen Abiturienten meinen, die Schilddrüse sei für den Menschen entbehrlich, besitzt dieses kleine, im Erwachsenenalter maximal 18-25 ml große Organ außerordentliche Bedeutung für die Aufrechterhaltung nahezu aller Lebensvorgänge und Stoffwechselprozesse, für den Energiehaushalt und besonders für die Entwicklung, Reifung und den Funktionserhalt des Nervensystems sowie des Stütz- und Bewegungsapparates. Schilddrüsenhormonexzeß steigert den Grundumsatz und die Wärmeproduktion, führt zu zentral- und peripher-nervöser Übererregbarkeit, aktiviert den Knochenumbau, steigert den Abbau von Depotfett, senkt den Cholesterinspiegel, hemmt die Proteinsynthese und fördert den Eiweißkatabolismus, aktiviert den gesamten Kohlenhydratstoffwechsel und führt zur vermehrten Expression von Katecholaminrezeptoren am Herzmuskel. Unbehandelt führt dieser Zustand zur Auszehrung des Körpers. Umgekehrt führt ein mittelfristiger Mangel an Schilddrüsenhormonen zum Tod im hypothyreoten Koma.

1.1. Schilddrüsenhormonsynthese und Inkretion

Die Schilddrüsenhormone bestehen aus den Grundbausteinen Jodid und Tyrosin. Das mit der Nahrung aufgenommene Jodid wird aus dem Blut gegen einen elektrochemischen Gradienten von Plasma zu Schilddrüsengewebe wie 1:30 (unter Jodmangelbedingungen bis 1:500) ATPase abhängig mittels des laterobasal gelegenen zellmembranständigen Natriumjodsymporters in die Schilddrüsenzelle "gepumpt" (Jodination). Das Transportprotein Pendrin befördert das Jodid rasch in das Follikellumen weiter unter Nutzung der apikalen Chloridkanäle. Dort findet die Organifizierung des Jods durch Bindung an Tyrosinreste statt (Jodisation zu Monojod- und Dijodtyrosin) und schließlich die enzymatische Synthese zu den Hauptormonen Trijodthyronin (T3) und Thyroxin (T4) am Thyreoglobulinverband im Kolloid des Follikellumens. Thyreoglobulin ist das Sekretionsprodukt der Thyreozyten. Die Hormonsynthese vermittelt das H_2O_2-generierende System NADPH-Oxidase und die Schilddrüsenperoxidase (TPO). Die bedarfsgerechte Hormonproduktion und Inkretion steht unter Kontrolle des Hypophysenvorderlappenhormones TSH (thyreotropes Hormon) sowie der Modulation durch das diencephale Tripeptid TRH (Thyreotropin Releasing Hormon) (Abb. 1.1). Die präformierten Schilddrüsenhormone T4 und T3 gelangen mit Hilfe von Megalin per Endo- und Transzytose von Thyreoglobulin in die Blutbahn. Megalin gehört zur Familie der low density lipoprotein endocytic Rezeptoren.

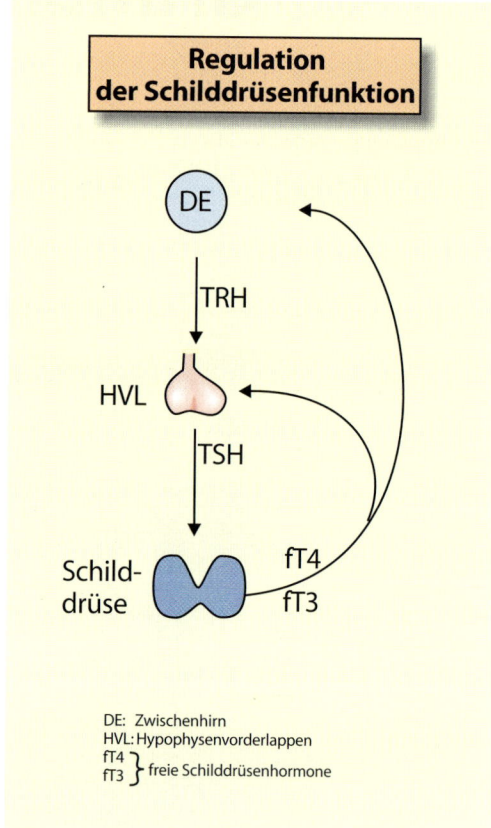

Abb. 1.1: Regulation der Schilddrüsenfunktion.

Die stimulatorischen Impulse des TSH werden über Signale des adenylatzyklasegekoppelten membranständigen TSH-Rezeptors des Thyreozyten übertragen. Zur Feinregulation des Schilddrüsenhormonbedarfs in den Zellen der peripheren Gewebe benutzt der Organismus die 1970 entdeckte Konversion. Aus dem "Prohormon" Thyroxin entsteht durch enzymatische Abspaltung eines Jodatoms in Stellung 5' des Außenrings mittels des Selenoenzyms 5'-Monojoddejodase Typ I, das 2-4fach stoffwechselaktivere Trijodthyronin, das durch Bindung an Zellkernrezeptoren die genomischen Wirkungen vermittelt (Abb. 1.2).

Auf diese Weise wird der größte Teil des Trijodthyronins direkt im peripheren Gewebe generiert (etwa 25 µg täglich). Durch den genannten Mechanismus kann der Organismus bis zu einem gewissen Grade z.B. einen Jodmangel oder eine verminderte Schilddrüsenhormonproduktion für gewisse Zeit unbeschadet kompensieren. Neben kontinuierlicher Hormonsynthese und Inkretion verbleibt ein Teil des T3 und T4 im Thyreoglobulinverband gebunden und steht als Hormonspeicher zur raschen Verfügung. Der Vorrat an präformierten Schilddrüsenhormonen reicht für 2-3 Monate. Die gesunde Schilddrüse selbst produziert täglich 80-120 µg T4, 5-10 µg T3 und 1 µg reverse-Trijodthyronin (rT3). In Krisensituationen (Postaggressionsstoffwechsel, schwere Allgemeinerkrankungen) wird die Konversion von T4 zu T3 reduziert, während die Monodejodierung zum stoffwechselinaktiven rT3 (Innenringdejodierung an Stellung 5) unbeeinflußt bleibt. Man vermutet einen Adaptationsmechanismus, um durch die so erzielte Reduzierung des Energieverbrauches die lebensbedrohliche Situation für den Organismus besser überwinden zu können (☞ Kap. 4.).

1.2. Schilddrüsenhormontransport und -metabolismus

Die in das Blut abgegebenen Hormone werden zu einem hohen Prozentsatz an spezielle Transportproteine gebunden (T4 zu 99,95 %, T3 zu 99,85 %). Das wichtigste Trägerprotein ist das thyroxinbindende Globulin (TBG), geringere Bedeutung besitzen thyroxinbindendes Präalbumin (TBPA, "Transthyretin") und thyroxinbindende Albumine. Nur ein sehr kleiner Teil des T4 und T3 liegen im Blutplasma als freie ungebundene Hormonfraktionen vor. Nur sie können in die Zielzel-

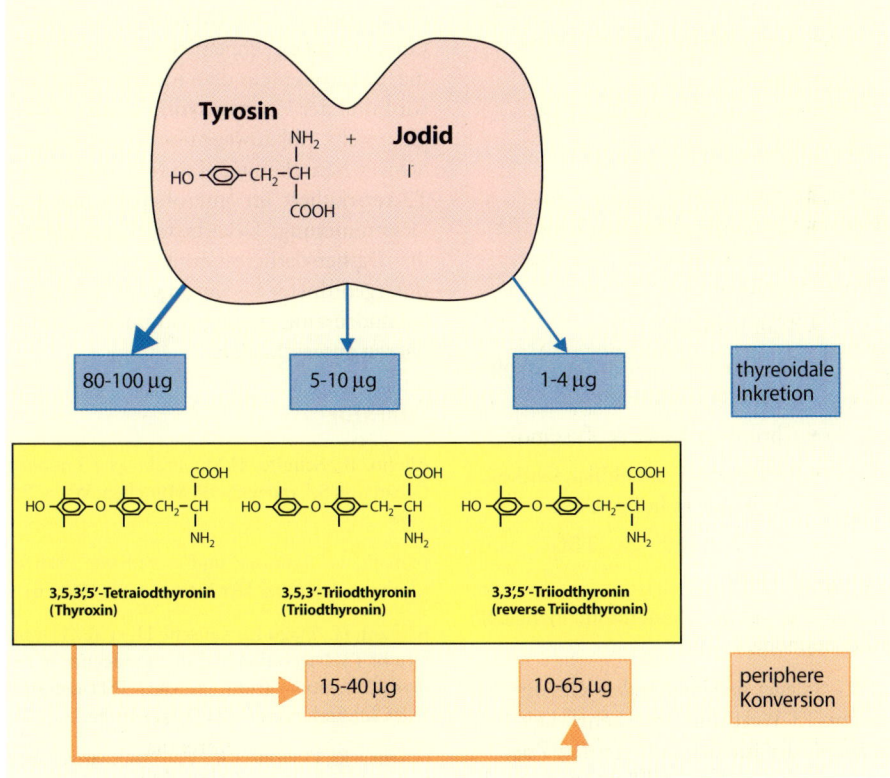

Abb. 1.2: Tägliche Schilddrüsenhormoninkretion und -konversion bei gesunden Erwachsenen.

len permeieren und dort biologische Wirkung entfalten. Infolge der leicht reversiblen Bindung an das jeweilige Transportprotein stehen die Hormone im Bedarfsfall den Geweben rasch zur Verfügung. Verschiedene Zustände, Krankheiten oder Medikamente können den Trägerproteingehalt des Blutes (maßgeblich des in der Leber gebildeten TBG) und somit die Transportkapazität für Schilddrüsenhormone verändern. TBG-Spiegelerhöhungen (z.B. Gravidität, Estrogene, akute Hepatitiden, kompensierte Leberzirrhose) oder -erniedrigungen (z.B. verminderte Proteinsynthese, erhöhte Proteinverluste bei dekompensierter Leberzirrhose, große Proteinurie, Malabsorption) oder Verdrängung von T4 bzw. T3 von ihren Trägerproteinen (z.B. Salicylate und andere NSAR, Heparin, Sulfonylharnstoffe, Furosemid) senken die T3- und T4-Gesamthormonspiegel und können FT3 und FT4 erhöhen (Tab. 1.1).

Erhöhung	• Östrogenpräparate • Schwangerschaft • Akute und chronische Hepatitis • Kompensierte Leberzirrhose • Opiate • Akute hepatische Porphyrie • Genetisch bedingte TBG-Vermehrung
Erniedrigung	• Chronische Eiweißverluste (Renal, Malabsorption, Maldigestion) • Malnutrition • Proteinsynthesestörung (dekompensierte Leberzirrhose) • Chronisch-katabole Zustände • Testosteron, Anabolika, Glukokortikoide in hoher Dosis • Genetisch bedingter TBG-Mangel

Tab. 1.1: Einflüsse auf den Trägerproteingehalt für Schilddrüsenhormone.

Hoher TBG-Spiegel bedeutet hoher Gesamt-T4- bzw. Gesamt-T3-Wert und umgekehrt. Der freie Hormonanteil, der für den euthyreoten Zustand des Körpers verantwortlich ist, bleibt im wesentlichen konstant. Dieser Umstand ist im Rahmen der Schilddrüsendiagnostik bei Messung der Gesamthormone zu berücksichtigen. Diphenylhydantoin und Phenobarbital verursachen durch Enzyminduktion eine verstärkte biliäre Clearance von Thyroxin, das zu einem verminderten T4-/ FT4-Spiegel im Serum führen kann. Propranolol und hohe Glukokortikoiddosen hemmen die T4-T3-Konversion, weshalb prinzipiell mit einer T3-/FT3- Erniedrigung zu rechnen ist. Komplexe Einflüsse auf den Schilddrüsenhormonstatus beobachtet man unter einer Amiodaronmedikation (☞ Kap. 3.4.). Bei inplausiblen Messwerten muss an die extrem seltenen Schilddrüsenhormonantikörper gedacht werden.

Die Plasmahalbwertszeit beträgt für T4 190 Stunden, für T3 19 Stunden. Die Degradation von T4 und T3 erfolgt vorwiegend durch Dejodierung (5'-Monojoddejodase Typ I in Leber, Niere, Schilddrüse, Hypophyse, ZNS; 5'-Monojoddejodase Typ II im ZNS, in der Hypophyse, im braunen Fettgewebe, in der Placenta). Die 5-Monojoddejodase Typ III katalysiert vorwiegend T4 zu rT3 und T3 zu 3,3'-T2 in allen Geweben. Über metabolisch inaktive Zwischenstufen (Monojod- und Dijodthyronine) entstehen schließlich jodfreie Reste und Jodid, das großenteils dem Jodidpool zurückgeführt wird und der Hormonsynthese wieder zur Verfügung steht. Abbauwege über Glukoronsäure- und Schwefelsäurekonjugation (ein Teil dieses T4 und T3 rezirkuliert im enterohepatischen Kreislauf), Desaminierung, Dekarboxilierung und Spaltung der Diphenylätherbindung sind quantitativ von untergeordneter Bedeutung. Ein geringer Teil der Schilddrüsenhormone wird unverändert über die Nieren ausgeschieden.

Literatur

Allolio, B., Schulte, H.M.: Praktische Endokrinologie. Urban und Schwarzenberg, München, Wien, Baltimore, 1996

Brabant, G.: Pulsatile und circadiane TSH-Sekretion. Klinische Relevanz? Der Internist 39 (1998) 619-621

Brabant, G., Dogu E., Kausche H. et al.: Temporal pattern of TSH-secretion and its significance in evaluating thyroid status from single TSH-determinations. Exp.Clin.Endocrinol. 102 (1994) 49-56

Gärtner, R., Dugrillon A.: Vom Jodmangel zur Struma. Pathophysiologie der Jodmangelstruma. Der Internist 39 (1998) 566-573

Hampel, R., Jäger B, Meng S et al.: Alkalische Knochenphosphatase als hilfreicher peripherer Parameter zur Hyperthyreosediagnostik. Dt. Gesundh.-Wesen 39 (1984) 134-137

Hampel R., Meng W., Weber A. et al.: Wechselbeziehungen zwischen Schilddrüsenfunktion und Leber. Dt. Gesundh.-wesen 37 (1982) 1563-1568

Köhrle J, Schmutzler C: Wie kommt Jod in die Schilddrüse? Neues zum Natrium-Jodid-Symporter. Der Internist 39 (1999) 560-565

Marino, M., Pinchera, A., McCluskey et al.: Megalin in thyroid physiology and pathology. Thyroid 11 (2001) 47-56

Mian, C., Lacroix, L., Alzieu, L. et al.: Sodium iodide symporter and pendrin expression in human thyroid tissues. Thyroid 11 (2001) 825-830

Pfannenstiel, P., Hotze, L.-A., Saller, B.: Schilddrüsenkrankheiten. Diagnose und Therapie. Berliner Medizinische Verlagsanstalt 1997

Scott, D., Wang, R., Kreman, T. et al.: The pendred syndrome gene encodes a chloride - iodide transport protein. Nat.Genet. 21 (1999) 440-443

Wenzel, K.: Schilddrüsenfunktionstests und Medikamente. Beurteilungskriterien bei störenden Interferenzen. Münch.Med.Wschr. 138 (1996) 658-661

Diagnostik von Schilddrüsenerkrankungen

2. Diagnostik von Schilddrüsenerkrankungen

Schilddrüsenerkrankungen sind charakterisiert einerseits durch Störungen der Funktion und andererseits durch Veränderungen der Organgröße und -struktur. Funktionelle und strukturelle Veränderungen müssen nicht immer gleichzeitig präsent sein. Derselben Funktionslage können ganz verschiedene Ursachen zugrunde liegen. (Beispiel Hypothyreose: Autoimmunthyreoiditis, überdosierte thyreostatische Behandlung, Organverlust, extrathyreoidale Einflüsse). Andererseits kann eine einzige Ursache unterschiedliche Funktionslagen auslösen (z.B. Thyreoiditis de Quervain). Analog einer Anämie signalisiert eine Struma nur ein Symptom und bedeutet noch keine Diagnose. Für Schilddrüsenkrankheiten gilt: Isomorphie ist nicht gleich Isogenie (Tab. 2.1).

- Alimentärer Jodmangel
- Thyreoiditis
- Autoimmunthyreopathie (M. Basedow)
- Nichtimmunogene Autonomie
- Degenerative Schilddrüsenknoten
- Zysten
- Einblutungen
- Schilddrüsenkarzinom
- Andere Krankheiten (Lymphom, Metastasen, Parasiten)

Tab. 2.1: Ursachen des Symptoms Struma.

Aus genannten Gründen hat die Schilddrüsendiagnostik grundsätzlich zweigleisig zu erfolgen.

▶ Funktionsdiagnostik
▶ Ursachen- und morphologische Diagnostik

Anamnese, allgemeiner klinischer und Lokalbefund der Schilddrüsenregion besitzen außerordentlichen diagnostischen Stellenwert. Fast die Hälfte aller Schilddrüsenerkrankungen werden dadurch richtig erkannt.

2.1. Funktionsdiagnostik

2.1.1. Klinische Befunde

Zunächst ist auf Hinweise für eine Funktionsstörung zu achten. Auf eine **Hyperthyreose** deuten:

- vermehrte Reizbarkeit
- innere Unruhe und Nervosität
- Wärmeintoleranz
- Schwitzen
- Gewichtsverlust ohne Änderung der Lebensgewohnheiten
- Schlafstörungen
- Tachykardie
- Leistungsknick
- diffuser Haarausfall u.a.

Auf eine **Hypothyreose** deuten:

- allgemeine Verlangsamung
- Müdigkeit
- erhöhtes Schlafbedürfnis
- trockene, schuppige Haut
- rauhe Stimme
- Kälteintoleranz
- ungewollte Gewichtszunahme
- Leistungsminderung
- Obstipation
- schlechter haltende Frisur u.a.

Durch die klinische Untersuchung werden die anamnestischen Verdachtsmomente auf eine Schilddrüsenfunktionsstörung bzw. eine -erkrankung überprüft, erhärtet oder entkräftet. Wichtige Informationen liefert bereits die **Inspektion** (Allgemeinzustand, Habitus, Hautbeschaffenheit, Gesichtsausdruck, Bewegungs- und Reaktionsmuster, Augenpartie, Halsregion, Pulsqualität, Blutdruckverhalten). Über den Rahmen des "allgemeinen" Befundes hinaus sind möglichst exakte Kenntnisse über frühere Schilddrüsenerkrankungen, deren diagnostische Ergebnisse und Behandlungsmaßnahmen, die Schilddrüse beeinflussende andere Erkrankungen, Therapien und Medikationen von Bedeutung. Auch die Frage nach familiärer Häufung von Schilddrüsenkrankheiten, bei fertilen Frauen nach aktueller Schwangerschaft, Zyklus und vorangegangenen Graviditäten (Verlauf, Peripartalphase), nach Fertilität und Kontrazeption darf nicht fehlen. Wichtig ist das Wissen um eine mögliche höhergradige Jodexposition innerhalb der letzten Wochen bis Monate (jodhaltige Kontrastmittel, jodhaltige Desinfizientien, jodhaltige Geriatrika, Amiodaron u.a.).

Es gibt bis heute keine ausreichend sensitiven und spezifischen diagnostischen Parameter, die den schilddrüsenhormonabhängigen Zustand der peripheren Gewebe widerspiegeln. Die früher eingesetzten Verfahren wie Achillessehnenreflexzeit, Serumcholesterinspiegel, Grundumsatz, Aminotransferasen, Knochenturnoverparameter, QKT-Zeit, Aminosäurespiegel sind seit der präzisen Meßbarkeit der Gesamt- und freien Schilddrüsenhormonspiegel aus der Praxis verdrängt worden. Möglicherweise gewinnt die Messung des Muskelstoffwechsels mittels Kernspinspektroskopie zukünftig an Bedeutung. Solche Verfahren wären in besonderen Situationen wie z.B. den verschiedenen extrathyreoidalen Einflüssen (nonthyroid illness - NTI, euthyroid sick syndrom - ESS) zur Beurteilung der realen peripheren Schilddrüsenhormonwirkung hilfreich.

2.1.2. In-vitro-Diagnostik

Zur sicheren Klärung der Schilddrüsenfunktion eignet sich das Messen der Schilddrüsenhormonserumkonzentrationen sowie des TSH (Tab. 2.2).

	Normbereich
FT3	ca. 4-9 pmol/l
FT4	ca. 10-25 pmol/l
TSH	ca. 0,3-4 mE/l

Tab. 2.2: Schilddrüsenfunktionsparameter.
Anmerkung: Referenzbereich des jeweiligen Labors beachten. Mögliche extrathyreoidale Beeinflussung beachten.
Bei Messung von Gesamt-T4 und Gesamt-T3 sind die Einflußmöglichkeiten durch Konzentrationsänderungen der Trägerproteine (besonders TBG) zu beachten (Tab. 1.1).

Die im klinischen Alltag verfügbaren Methoden liefern Resultate mit prinzipiell gleicher Zuverlässigkeit (Radio-, Enzym-, Lumineszenz-, Fluoreszenzimmunoassay; immunradiometrischer Assay, ILMA, ELISA, SPALT, SPART). Nur die freien Hormonspiegel repräsentieren den thyreoidalen Funktionszustand. Aufgrund der Zuverlässigkeit (Präzision, Richtigkeit) bei vertretbarem ökonomischen Aufwand und der Unabhängigkeit der Meßergebnisse von den Transportproteinkonzentrationen gibt man heute der Bestimmung der freien Hormone (FT3, FT4) den Vorzug. Eine Beeinflussung der gemessenen FT3- bzw. FT4-Werte durch Medikamente (Heparin, NSAR, Barbiturate, Glukokortikoide, Lipidinfusionen), wie sie bei älteren Meßsystemen beobachtet wurden, sind heute nicht mehr relevant (Ein- und Zweischrittverfahren unter Verwendung markierter Schilddrüsenhormonantikörper).

Das Serum-TSH ist ein sensibler Marker der hypophysären Regulation der Schilddrüsenhormonfreisetzung. Bereits geringe Abweichungen der Schilddrüsenhormonserumkonzentrationen noch innerhalb des Normgrenzbereiches werden mit einer gegenläufigen Reaktion des TSH-Spiegels beantwortet. Somit eignet sich die TSH-Bestimmung als Suchtest für die frühzeitige Erkennung einer gestörten Schilddrüsenfunktion. Mit Hilfe der TSH-Kits der 2. und 3. Generation mit einer funktionellen Sensitivität von < 0,1 mE/l reicht die Messung des basalen TSH aus, um eine euthyreote Stoffwechsellage von einer hyperthyreoten oder einer primär hypothyreoten mit mehr als 99 %iger Wahrscheinlichkeit abzugrenzen. Ausgenommen sind nichtimmunogene Autonomien mit geringem autonomen Volumen, sekundäre Hypothyreosen und das Vorliegen einer Schilddrüsenhormonresistenz (siehe entsprechende Kapitel). TSH-Spiegel außerhalb des Normgrenzbereiches erfordern immer Schilddrüsenhormonbestimmungen, um die vorliegende Funktionsstörung diagnostisch abzusichern. Die Amplitude des zirkadianen und pulsatilen TSH-Sekretionsmusters bewegt sich innerhalb des Normgrenzbereiches und beeinflußt die diagnostische Sicherheit unter klinisch-praktischem Aspekt nicht. Die Durchführung eines TRH-Testes (Tab. 2.3) ist heute nur noch in diagnostischen Grenzsituationen erforderlich. Das trifft zu bei basalen TSH-Werten im sogenannten Grauzonenbereich (0,1-0,3 mE/l, gering oberhalb 4 mE/l), bei Patienten mit dem Verdacht auf eine hypophysäre oder hypothalamische Erkrankung, zur Kontrolle der sicheren therapeutischen TSH-Suppression im Rahmen der Nachsorge differenzierter Schilddrüsenkarzinome, bei ungewollter Kinderlosigkeit von Frauen im fertilen Alter (mit basalen Hormonspiegeln nicht erfaßbare minimale Tendenz zur hypothyreoten

Stoffwechsellage) und in Situationen mit nicht eindeutiger Interpretierbarkeit der gemessenen Schilddrüsenhormonkonstellation wie z.B. bei schweren nichtthyreoidalen Erkrankungen und gleichzeitigem Verdacht auf das Vorliegen einer Schilddrüsenerkrankung.

Zeitpunkt 0	Serum-TSH
	200 µg TRH i.v.
Zeitpunkt 30 min	Serum-TSH
Beurteilung	• TSH-Anstieg 2-20 mE/l
	- Normbereich, Euthyreose
	• TSH-Anstieg < 2 mE/l
	- latente und manifeste Hyperthyreose
	- sekundäre (hypophysäre) Hypothyreose
	• TSH-Anstieg > 20 mE/l
	- latente und manifeste primäre Hypothyreose

Tab. 2.3: TRH-Test.
Anmerkung: Beeinflussung durch Medikamente und extrathyreoidale Erkrankungen (NTI) beachten. Die TRH-Applikation oral oder nasal hat sich im klinischen Alltag nicht allgemein durchsetzen können.

Aufgrund der gesetzlich vorgeschriebenen laufenden laborinternen Qualitätskontrollen und der regelmäßigen Teilnahme an Ringversuchen sind die Referenzbereiche der etablierten in-vitro-Verfahren aus unterschiedlichen Labors prinzipiell vergleichbar. Dennoch ist zu beachten, daß jedes Labor für seine Methoden und sein Einzugsgebiet anhand einer ausreichend großen Zahl von schilddrüsengesunden Probanden Präzisierungen der eigenen Normgrenzbereiche vorhält.

Neben der Zweigleisigkeit in Funktions- und Ursachendiagnostik hat sich aus rationalen und ökonomischen Gründen die Fragestellung nach dem Ausschluß oder dem Beweis einer Schilddrüsenfunktionsstörung bewährt (Tab. 2.4).

Hyperthyreose	
Nachweis	Ausschluß
FT3↑	TSH normal
FT4↑	
Primäre Hypothyreose	
Nachweis	Ausschluß
TSH↑	TSH normal
FT4↓	
Sekundäre Hypothyreose	
Nachweis	Ausschluß
TSH↓	TSH-Anstieg nach 200 µg TRH i.v. > 2 mE/l: Sekundäre Hypothyreose wenig wahrscheinlich Verdacht tertiäre Hypothyreose
TSH-Anstieg nach 200 µg TRH i.v. < 2 mE/l	
FT4↓	

Tab. 2.4: Taktik der Schilddrüsenfunktionsdiagnostik.
Anmerkung: Prinzipiell ist unter Berücksichtigung der Einflüsse auf die Trägerproteinkonzentration die Messung von Gesamt-T4 und Gesamt-T3 möglich.

Die Auswahl der einzusetzenden diagnostischen Parameter hängt ab von den Informationen aus der subtil erhobenen Anamnese und aus dem klinischen Befund. Besteht z.B. der begründete Verdacht auf eine Hyperthyreose, muß diese durch den Nachweis erhöhter Schilddrüsenhormonspiegel bewiesen werden. Ist die Entscheidung zwischen einem erhöhten Sympathikotonus bei Euthyreose und einer oligosymptomatischen Schilddrüsenüberfunktion nicht möglich, reicht die Messung des basalen TSH-Spiegels aus. Liegt dieser im Normbereich, ist eine relevante Schilddrüsenfunktionsstörung ausgeschlossen.

2.2. Ursachen- und morphologische Diagnostik

2.2.1. Klinische Untersuchung

Die Ursachen- und morphologische Diagnostik von Schilddrüsenkrankheiten erfordert den gezielten Einsatz von in-vitro- und bildgebenden Verfahren (Tab. 2.5).

2.2. Ursachen- und morphologische Diagnostik

- Sonographie
  (farbkodierte Dopplersonographie)
- Szintigraphie
  - qualitativ
  - quantitiv ohne und mit TSH-Suppression
- Röntgendiagnostik
  - konventionell (Trachea-Zielaufnahme, Tomogramm, Ösophagus-Breischluck, Thorax)
  - CT
  - MRT
- Feinnadelaspirationspunktion mit Zytologie
- Schilddrüsenautoantikörper
  - TSH-Rezeptor-Antikörper (TSH-R-AK)
  - Schilddrüsenperoxidase-Antikörper (TPO-AK)
  - Thyreoglobulinantikörper (TG-AK)
- Schilddrüsenhormonautoantikörper
- Thyreoglobulin
- Tumormarker
  - Kalzitonin
  - CEA
- Gentechnische Untersuchungen
  - RET-Protoonkogen
  - andere
- HLA-Bestimmung
- Jodidbestimmung

Tab. 2.5: Ursachen- und morphologische Diagnostik.

Vor dem Einsatz technischer Mittel steht die Palpation der Schilddrüsenregion. Der Untersucher steht im Idealfall hinter dem sitzenden Patienten und palpiert bimanuell. Beurteilt werden Größe, Beschaffenheit (Konsistenz, Oberfläche, Knoten, Schmerzempfinden), Schluckverschieblichkeit der Schilddrüse, Veneneinflußstauungen, Lymphknotenschwellungen (Gefäßnervenscheiden, Fossae supraclaviculares), Schwirren (über der gesamten Drüse oder Polschwirren bei Pelotteneffekt auf die A. carotis communis durch größere Knoten). Der Tastbefund wird erweitert durch Beurteilung der Stimme (Heiserkeit bei Recurrensparese) und der Suche nach inspiratorischem Stridor (Trachealstenose, bds. Recurrensparese). Die Auskultation spielt eine untergeordnete Rolle (Rauschen über der gesamten Schilddrüse beim M. Basedow).

2.2.2. Sonographie

Eine zentrale Stellung in der in-vivo-Diagnostik kommt der Sonographie zu. Sie ist ein bildgebendes Verfahren, das unabhängig vom Zustand des Patienten, von Lebensalter, Schilddrüsenfunktion, Schilddrüsenkrankheit oder Therapieregime risikolos, beliebig wiederholbar und kostengünstig dreidimensionale Befunde zur Schilddrüsengröße, -lage, Binnenstruktur und zu Nachbargeweben (soweit sie dem Ultraschall zugängig sind) liefert. Sie wird vorzugsweise am liegenden Patienten mit leicht überstreckter Kopfhaltung (Nackenrolle), in Ausnahmefällen auch am Sitzenden mit einem Linearschallkopf und einer Schallfrequenz von 5 bis 7,5 MHz durchgeführt. Wegen der mitunter stark gewölbten Halsoberfläche empfiehlt sich zur optimalen Ankopplung die Verwendung einer Vorlaufstrecke. Die Schilddrüsenvolumenbestimmung erfolgt nach der Methode von Brunn et al. Von jedem Schilddrüsenlappen werden maximale Länge, Breite und Tiefe angegeben.

> Volumen eines Schilddrüsenlappens [ml] = Länge x Breite x Dicke [cm] x 0,5
> Gesamtvolumen = Volumensumme aus rechtem + linkem Lappen
> Das Volumen des Isthmus wird vernachlässigt.

Die altersabhängigen maximalen Normvolumina der Schilddrüse enthält Tab. 2.6.

Alter	Volumen [ml]
Neugeborene	< 2
1-2jährige	2-3
2-4jährige	3
4-6jährige	4
6-10jährige	6
10-12jährige	7
12-14jährige	8-10
14-18jährige	15
Frauen	18
Männer	25

Tab. 2.6: Sonographisch ermittelte obere Grenzwerte normalen Schilddrüsenvolumens unter den Bedingungen einer ausreichenden Jodidversorgung.

In der Beurteilung der Binnenstruktur werden die Echogenität sowie bei Vorhandensein umschriebener Herdbefunde die Lokalisation, die Größe, die Randbegrenzung und Echogenität exakt sowohl in der horizontalen als auch sagittalen Ebene beschrieben. Zur Charakterisierung der Echogenität werden die Begriffe echonormal, echoreich, echoarm, echokomplex, echofrei und echodicht verwendet. Als Referenzechogenität dienen die Haut (echoreich), die Halsmuskulatur (echoarm), die großen Halsgefäße (echofrei). Echodicht sind Strukturen, die den Schall nicht passieren lassen und einen Schallschatten verursachen (Kalk, Knochen) (Abb. 2.1).

Gesundes Schilddrüsengewebe ist homogen und echonormal, d.h. keine Herdbefunde und ein Muster im mittleren Graubereich zwischen Echogenität von Haut und Muskulatur (Abb. 2.2).

Neben der exakten schriftlichen Dokumentation sind zumindest pathologische Befunde auch bildlich festzuhalten. Der vom Untersucher abhängige Fehler in der Volumenberechnung korreliert invers einerseits mit seiner Erfahrung und andererseits mit der Schilddrüsengröße. Er liegt optimal bei ± 10 %. Je grobknotiger die Schilddrüse ist, desto ungenauer wird die Volumetrie. Die Sonographie ist eine beschreibende Methode. Funktionsaussagen und Aussagen zur Krankheitsursache sowie Dignitätsaussagen sind prinzipiell nicht möglich (Tab. 2.7).

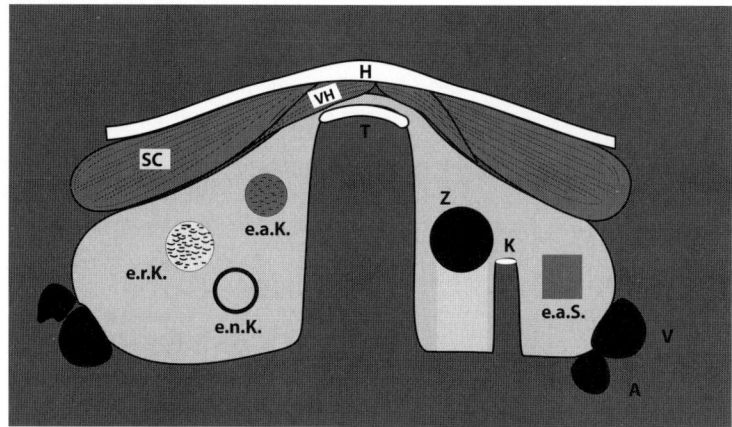

e.a.K.	echoarmer Knoten
e.r.K.	echoreicher Knoten
e.n.K.	echonormaler Knoten mit Halosign
Z	Zyste
K	Kalk
e.a.S.	echoarmes Schilddrüsenmuster
V	Vena jugularis interna
A	Arteria carotis communis
H	Haut
Sc	M. sternocleidomastoideus
VH	vordere Halsmuskulatur
T	Trachealknorpel

Abb. 2.1: Schema eines sonographischen Querschnittes durch die Schilddrüse mit häufigen sonomorphologischen Befunden (modifiziert nach Maier).

2.2. Ursachen- und morphologische Diagnostik

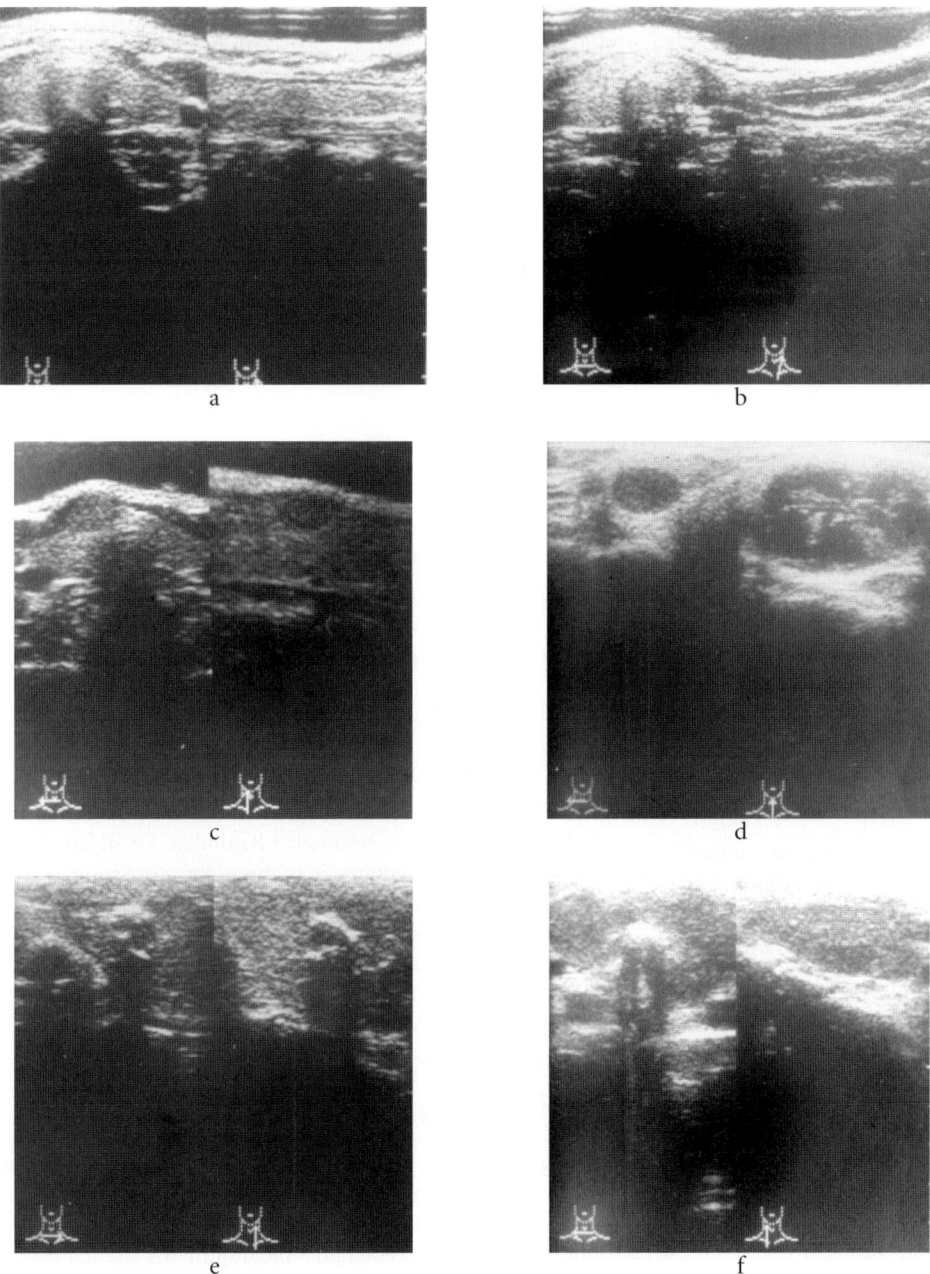

Abb. 2.2a-f: Schilddrüsensonogramme.
a: Gesunde Schilddrüse (links paratracheal Darstellung des Ösophagus). **b:** Aplasie des linken Schilddrüsenlappens. **c:** Solitärer echoarmer Knoten. **d:** Homogene und gekammerte Pseudozysten. **e:** Kalkscholle in vergrößerter Schilddrüse. **f:** Basedow-Schilddrüse.

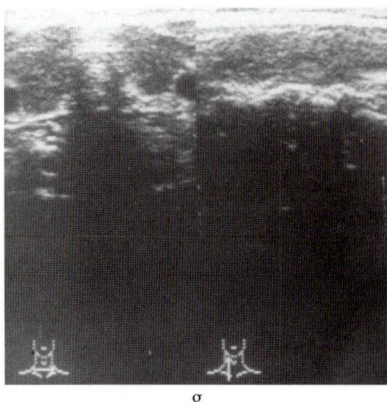
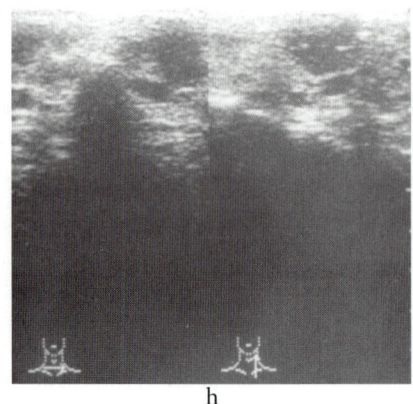

Abb. 2.2g+h: Schilddrüsensonogramme.
g: Hashimoto-Thyreoiditis. **h:** De-Quervain-Thyreoiditis.

Aussagen	• Exakte Volumenbestimmung
	• Dreidimensionale Beurteilung der Binnenstruktur
	• Beschreibung von Nachbarstrukturen der Schilddrüse
	• Verlaufskontrolle: - fokale Befunde - Therapie der Jodmangelstruma
	• Nachsorge nach Thyreoidektomie bei Schilddrüsenmalignomen
	• Sonographisch gestützte Feinnadelpunktion
Grenzen	• Retrotracheale Strukturen (Totalreflexion des Schalles durch Luft)
	• Retrosternale Strukturen (Schallundurchlässigkeit des Knochens)
	• Zu kleine Strukturen
	• Fehlende Impedanzunterschiede
	• Artdiagnosen, Funktionsaussagen

Tab. 2.7: Aussagen und Grenzen der Schilddrüsensonographie.

Nur in Ausnahmefällen sind aus dem Sonogramm Rückschlüsse auf die Ursache einer Schilddrüsenerkrankung möglich (konkrete Beschreibungen finden sich in den Kapiteln zu den Schilddrüsenkrankheiten). Die Sonographie eignet sich hervorragend für die Verlaufskontrolle z.B. während der Behandlung von Jodmangelstrumen, bei Knotenstrumen, bei der subakuten Thyreoiditis u.a..

Die in den letzten Jahren entwickelte farbkodierte Dopplersonographie bereichert aufgrund der zu geringen Spezifität die Schilddrüsendiagnostik nicht nennenswert. Unter bestimmten Fragestellungen liefert sie über das Vaskularisierungsmuster des Parenchyms oder von fokalen Läsionen nützliche Zusatzinformationen. Die Domäne der Sonographie liegt in der exakten Beschreibung von dreidimensionalen Befunden. Sie liefert als komplementäres Verfahren im Zusammenspiel mit Szintigraphie und weiteren gezielt eingesetzten paraklinischen Untersuchungsmaßnahmen entscheidende Informationen auf dem Weg zur Diagnose. Die direkte 3-D-Sonographie bzw. SieScape-Verfahren sind für den klinisch-praktischen Einsatz noch nicht validiert.

2.2.3. Schilddrüsenszintigraphie

Die Schilddrüsenszintigraphie gestattet zweidimensionale funktionsmorphologische Aussagen. Sie ist indiziert bei allen Knotenkröpfen, bei Auffälligkeiten im Sonogramm, bei latenter oder manifester Hyperthyreose mit dem Verdacht auf eine nichtimmunogene funktionelle Autonomie sowie zur Therapiekontrolle nach Radiojodtherapie. Beim Morbus Basedow ohne sonographisch fokale Auffälligkeiten bringt das Szintigramm keine richtungsweisenden neuen Informationen und kann unterbleiben. Bei Knotenstrumen ist sie unerläßlich und sollte grundsätzlich nur im Zusammenhang mit dem sonographischen Befund ausgewer-

2.2. Ursachen- und morphologische Diagnostik

tet werden. Als Radionuklid verwendet man heute aufgrund der günstigen physikalischen Eigenschaften Tc-99m-Pertechnetat (allgemein verfügbar, reiner Gammastrahler, kurzlebiges Generatornuklid, geringe Strahlenbelastung, kurze Untersuchungszeit mittels Gammakamera, ausreichend genaue Korrelation mit der thyreoidalen Jodidclearance). Nur in speziellen Fällen (Darstellung dystopen Schilddrüsengewebes, Perchloratdepletionstest bei Verdacht auf Enzymdefekte der Schilddrüsenhormonsynthese, direkte Messung der Jodidclearance) ist die Verwendung von I-123 erforderlich. Der Einsatz des strahlenbiologisch ungünstigeren Isotops I-131 (lange Halbwertszeit, Gamma- und Betastrahler, relativ hohe Strahlenbelastung, langes Intervall zwischen Nuklidapplikation und Messung) beschränkt sich auf die Vorbereitung (Dosisberechnung) und Durchführung der Radiojodtherapie sowie auf die Ganzkörperszintigraphie im Rahmen der Tumornachsorge beim differenzierten Schilddrüsenkarzinom. Für die Erkennung von dystopem Schilddrüsengewebe (Abb. 2.3) und zur I-131-Ganzkörperszintigraphie ist die qualitative Szintigraphie ausreichend. Im Rahmen der allgemeinen Schilddrüsendiagnostik bedarf es der quantitativen Szintigraphie.

Schilddrüse beträgt bei ausreichender Jodversorgung 0,5-2 % der applizierten Menge.

Höhere Werte findet man bei:

- vergrößerter euthyreoter Schilddrüse
- Jodmangel
- Hyperthyreose
- intrathyreoidalen Jodverwertungsstörungen
- thyreostatischer Therapie

Ein erniedrigter TcU weist hin auf:

- Jodkontamination (Röntgenkontrastmittel, Desinfektionsmittel, Medikamente, Externa)
- Perchlorateinnahme
- TSH-suppressive Schilddrüsenhormontherapie
- Hypothyreose
- Thyreoiditis de Quervain

Die gesunde jodavide Schilddrüse stellt sich szintigraphisch mit homogener Aktivitätsbelegung dar (Abb. 2.4).

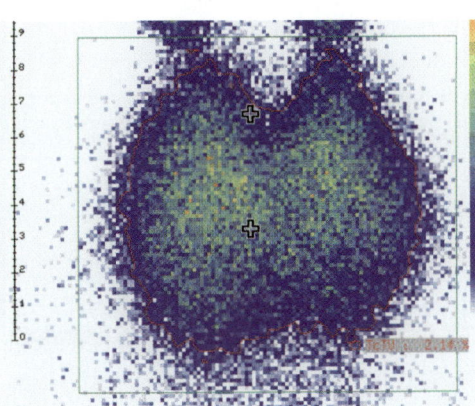

Abb. 2.3: Tc99m-Szintigramm. Große diffuse Struma mit retrosternaler Ausdehnung.

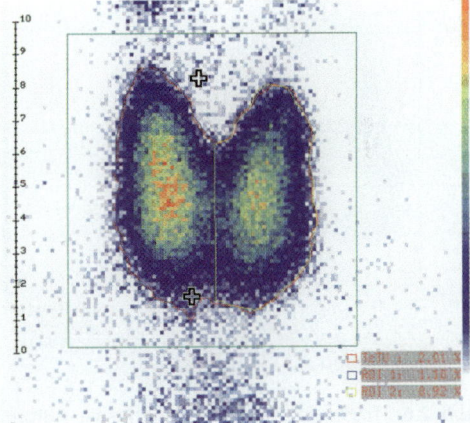

Abb. 2.4: Tc99m-Szintigramm. Normale orthotop gelegene Schilddrüse.

Mit ihr wird die thyreoidale Jodavidität (Jodidraffung = Jodination, Jodorganifizierung = Jodisation) erfaßt, die abhängig ist vom Jodgehalt der Schilddrüse, vom TSH-Spiegel sowie von der Masse und spezifischen Aktivität des Schilddrüsengewebes. Die Tc-Aufnahme (TcU) der gesunden

Im Vergleich zu gesundem Gewebe speichern hyperfunktionelle sogenannte "heiße" Areale das Nuklid intensiver und weisen auf eine funktionelle Autonomie hin (Abb. 2.5, Abb. 2.6).

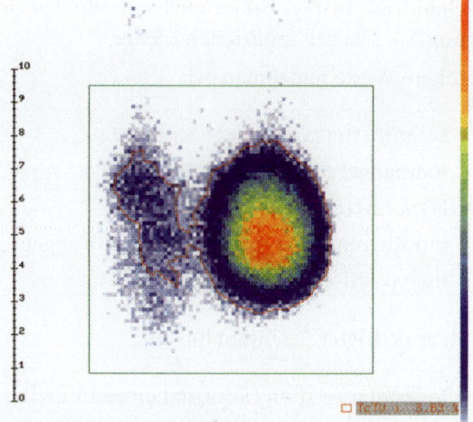

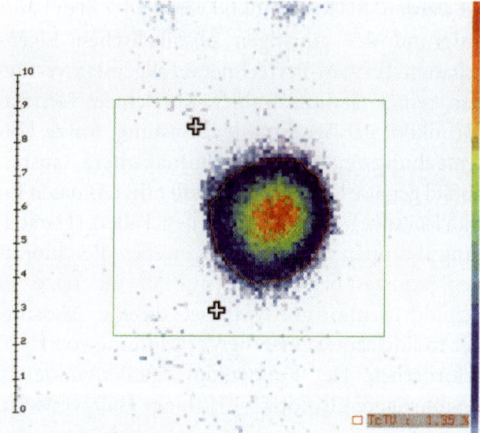

Abb. 2.5: Tc99m-Szintigramm. Unifokale Autonomie im linken Schilddrüsenlappen ("heißer Knoten").

Abb. 2.7: Tc99m-Szintigramm. Unifokale Autonomie im linken Schilddrüsenlappen ("heißer Knoten"). Gesundes Schilddrüsengewebe supprimiert.

Überschreitet das autonome Gewebsvolumen und seine funktionelle Aktivität einen bestimmten Schwellenwert, wird das TSH supprimiert und das gesunde regulierbare Schilddrüsengewebe nimmt kein Radionuklid auf.

Knoten mit einem Durchmesser von kleiner als 1 cm werden vom gesunden Schilddrüsengewebe überlagert und können sich dem szintigraphischen Nachweis entziehen. Kleine "heiße" Knoten lassen sich durch die Suppressionsszintigraphie demaskieren.

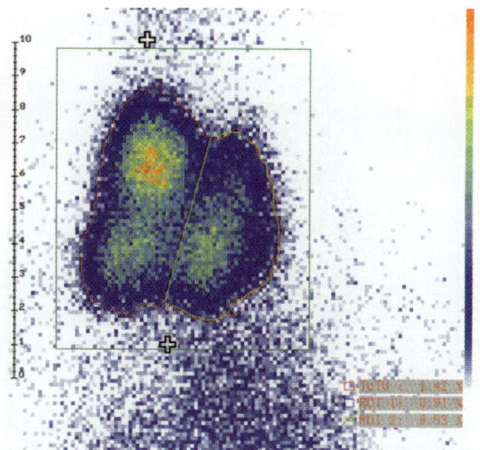

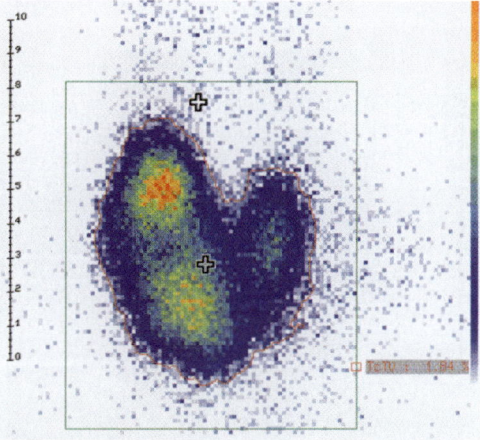

Abb. 2.6: Tc99m-Szintigramm. Multifokale Autonomie.

Das Szintigramm zeigt nur die Autonomieherde (Abb. 2.7). Hypofunktionelle, sogenannte "kalte Knoten" nehmen kein oder nur vermindert Nuklid auf (Abb. 2.8).

Abb. 2.8: Tc99m-Szintigramm. Hypofunktioneller ("kalter") Knoten zentral im rechten Schilddrüsenlappen.

Mit Hilfe eines Suppressionsszintigramms läßt sich die Regulierbarkeit der Jodidaufnahme in die Schilddrüse überprüfen. Vorbedingungen: Nicht supprimierter TSH-Spiegel, basales Ausgangsszintigramm, TSH-suppressive Schilddrüsenhormongabe über einen definierten Zeitraum. Während sich normal reguliertes Schilddrüsengewebe nach exogener Thyroxingabe im Vergleich zum Ausgangsszintigramm nicht mehr darstellt, zeigen Areale mit autonomer Hormonproduktion eine unveränderte Radionuklidspeicherung und sind als autonome oder sogenannte "heiße" Knoten identifizierbar. Klinisch relevante Autonomien sind an einem Suppressions-TcU von ≥ 2 % erkennbar.

Zur Vorbereitung des Suppressionsszintigramms finden 3 Varianten Anwendung:

▶ 100-200 μg Levothyroxin täglich über 10-14 Tage vor der Wiederholungsszintigraphie

▶ 3 mg Levothyroxin als Bolus eine Woche vor der Wiederholungsszintigraphie

▶ 60-100 μg Levotrijodthyronin täglich 7-14 Tage vor der Wiederholungsszintigraphie

Jedes der drei Vorbereitungsregimes hat Vor- und Nachteile. Die Bolusgabe umgeht das Complianceproblem. Trijodthyronin wirkt sicher, aber brüsk und führt 2 bis 4 Stunden nach oraler Aufnahme zu hyperthyreoten Plasma-T3-Spitzen. Die diagnostische Frage nach einer nichtimmunogenen Autonomie steht am häufigsten bei älteren Menschen, bei denen nicht selten mit dem Vorhandensein einer koronaren Herzkrankheit zu rechnen ist. In solchen Fällen sollte der Vorbereitung der Untersuchung mit moderaten Thyroxingaben über einen längeren Zeitraum der Vorzug gegeben werden. Eine disseminierte nichtimmunogene Autonomie und eine Basedowschilddrüse sind szintigrafisch nicht differenzierbar (Abb. 2.9).

Mit Hilfe der sehr aufwendigen und teuren Fluoreszensszintigraphie kann in vivo der intrathyreoidale Jodgehalt der Schilddrüse ermittelt werden. Sie bleibt wissenschaftlichen Fragestellungen vorbehalten. Der Verdacht auf die seltene Störung der Jodorganifizierung (defekte Tyrosinjodierung) kann mit Hilfe des Perchlorat-Depletionstestes erhärtet werden. Der I-123-Uptake der Schilddrüse nimmt in solchen Fällen nach Perchloratgabe im Vergleich zu gesunden Schilddrüsen pro definiertem Zeitraum abnorm rasch ab.

Szintigraphische Verfahren mit anderen Nuklearpharmaka (Tc-99m-DMSA, Tc-99m-MIBI, I-123-MIBG, In-111-Octreotid, F-18-FDG) spielen in der Funktionsdiagnostik der Schilddrüse keine Rolle. Sie haben spezielle Indikationen im Zusammenhang mit der Primärdiagnostik und der Tumornachsorge von Schilddrüsenkarzinomen.

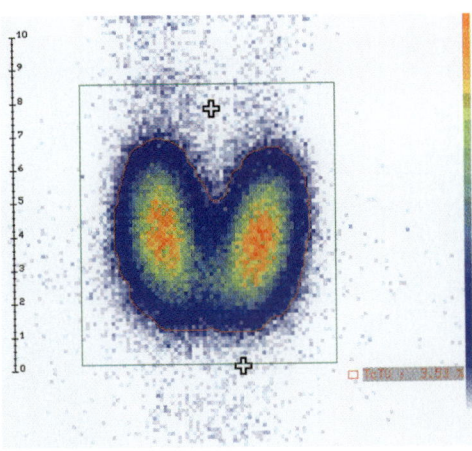

a

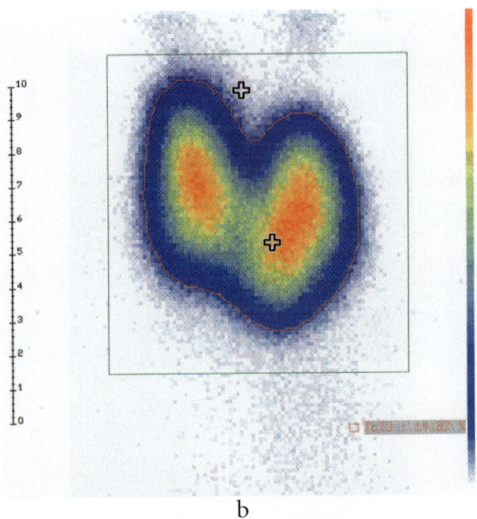

b

Abb. 2.9a+b: Tc99m-Szintigramm.
a: Disseminierte Autonomie. **b:** Autoimmunhyperthyreose (Morbus Basedow).
Quelle Abb. 2.3 bis 2.9: Zentrum für Radiologie, Klinik und Poliklinik für Nuklearmedizin, Universität Rostock.

2.2.4. Röntgendiagnostik

Mittels konventioneller Röntgentechnik (Thorax, Trachea-Zielaufnahme) sind anhand des Weichteilschattens retrosternale und intrathorakale Anteile einer vergrößerten Schilddrüse erkennbar. Ferner dokumentiert man damit Trachealeinengungen und -verdrängungen (Abb. 2.9, 2.10).

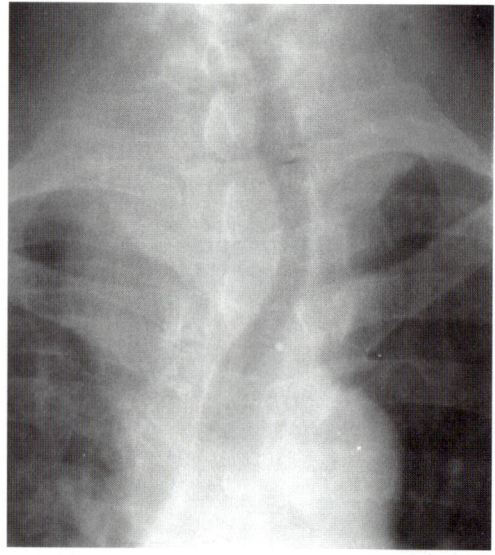

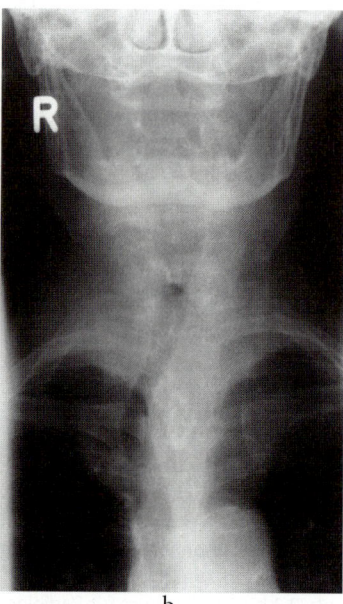

Abb. 2.10a+b: Trachea-Zielaufnahme. **a:** Strumabedingte Trachealstenose. **b:** Strumabedingte Tracheaverdrängung nach rechts.

Verlagerungen der Speiseröhre oder Downhill-Varizen werden mittels Breischluck erfaßt. Gelegentlich können Spezialtechniken erforderlich werden: Tomogramm, Funktionsaufnahmen während Valsalvaversuch bei Verdacht auf Tracheomalazie.

Computertomographie und Magnetresonanztomographie sind gezielten Fragestellungen vorbehalten. Sie sind für exakte Aussagen über retrosternale und thorakale Schilddrüsenanteile, maligne Veränderungen mit Einbruch in Nachbarstrukturen, regionale und thorakale Metastasierung besonders geeignet (Abb. 2.11). Solange der Verdacht auf ein Schilddrüsenkarzinom besteht, verbietet sich die Verwendung jodhaltiger Kontrastmittel zur Computertomographie, da die Chance für den diagnostischen und frühzeitigen therapeutischen Einsatz von I-131 nicht verbaut werden darf.

Die letztgenannten bildgebenden Verfahren haben darüber hinaus in der Diagnostik der Autoimmunorbitopathie Bedeutung. Mit ihrer Hilfe lassen sich Veränderungen des Orbitainhaltes (Fettkörper, retrobulbäre Augenmuskeln, Sehnerv) exakt darstellen und quantifizieren. Unter T2-Gewichtung erlaubt das MRT Aussagen über die Florididät des Autoimmunprozesses in den extraokulären Augenmuskeln (Ödem, Fibrosierung). Ähnliche Aussagen liefert die In-111-Octreotid-Szintigraphie.

2.2.5. Feinnadelaspirationspunktion mit Zytologie

2.2.5.1. Indikation

Die Feinnadelaspirationspunktion (FNP) darf bei Verdacht auf Malignität niemals unterlassen werden und kann im Rahmen der Thyreoiditisdiagnostik hilfreich sein (Tab. 2.8, Abb. 2.12).

- jeglicher Malignitätsverdacht (am häufigsten solitärer kalter Knoten)
- Rezidivknoten nach Karzinomtherapie
- Metastasenverdacht eines nichtthyreoidalen Primärtumors
- Verbesserung der Operationsplanung im Knotenkropf
- Formen der Thyreoiditis
- Größere Schilddrüsenzysten (therapeutische Punktion)

Tab. 2.8: Indikationen zur Feinnadelpunktion.

2.2.5.2. Durchführung

Im Allgemeinen sollte die FNP sonographisch gestützt ausgeführt werden, um aus der Region von

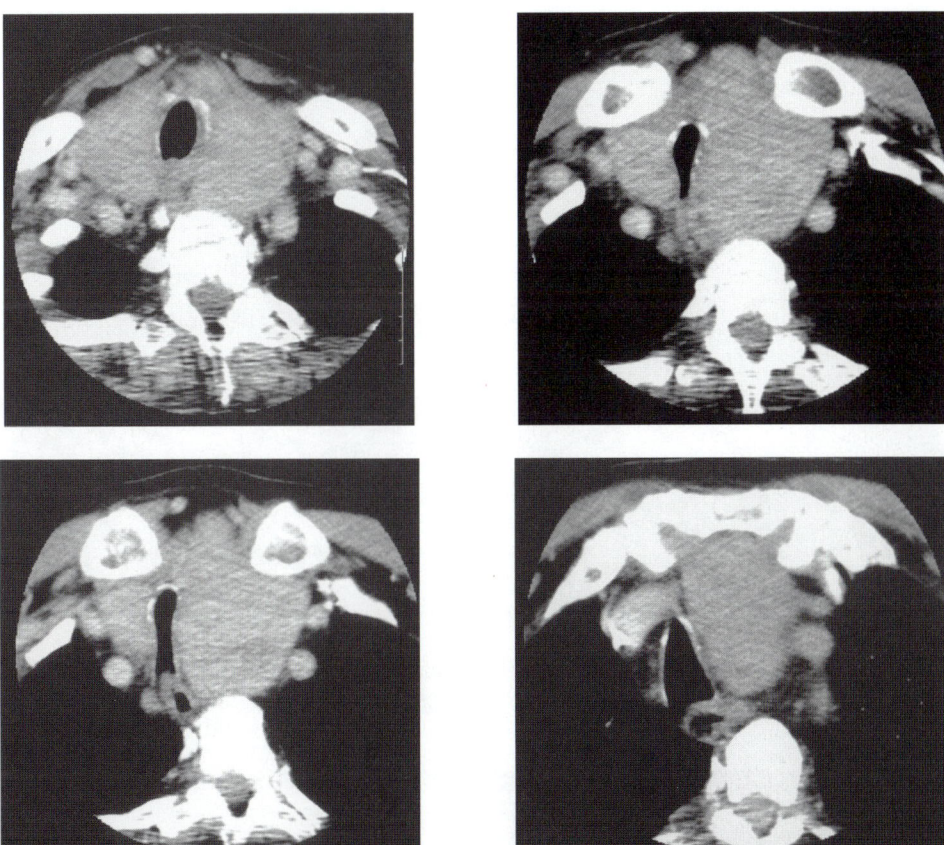

Abb. 2.11: CT. Transversal. Nativ. Retrosternale Struma mit Verlagerung und Einengung der Trachea. Quelle: Institut für Diagnostische und Interventionelle Radiologie, Universität Rostock.

Interesse Zellmaterial zu gewinnen. Das gilt besonders für kleinere Läsionen und die Randbegrenzung liquider Knoten. Strukturen mit einem Durchmesser von deutlich kleiner als 1 cm sind einer zytologischen Abklärung durch FNP aus technischen Gründen oft nicht ausreichend zugänglich. Besondere Hilfsmittel (Spritzenhalter) oder Vorbehandlungen (Fixieren) des ausgestrichenen Punktates sind entbehrlich. Zur FNP verwendet man eine 10 ml Spritze und im Allgemeinen eine Kanüle Nr. 16 (Außendurchmesser 0,6 mm). Ohne Anästhesie schiebt man nach Hautdesinfektion die Nadel unter Sonographiekontrolle in das Zentrum der Zielregion, erzeugt dann einen mäßigen Unterdruck und "fächert" unter Hin- und Herbewegen der Punktionsnadel die Region kegelförmig ab, um möglichst umfassend Zellmaterial zu aspirieren. Nach vollständiger Druckentlastung wird die Kanüle gezogen und ihr Inhalt auf sauberen Objektträgern ausgestrichen, luftgetrocknet und gefärbt. Manche Zentren verzichten auf Spritze und Unterdruck und punktieren mit der bloßen Kanüle. Als Standardfärbung dienen Pappenheim, Papanicolau, Hämatoxylin-Eosin oder May-Grünwald-Giemsa. Gezielte Erweiterungen (Immunzytologie u.a.) hängen von der Fragestellung ab.

2.2.5.3. Beurteilung

Im Interesse der Vergleichbarkeit von Befunden teilt man auf Empfehlung der Deutschen Gesellschaft für Endokrinologie in fünf Befundgruppen ein:

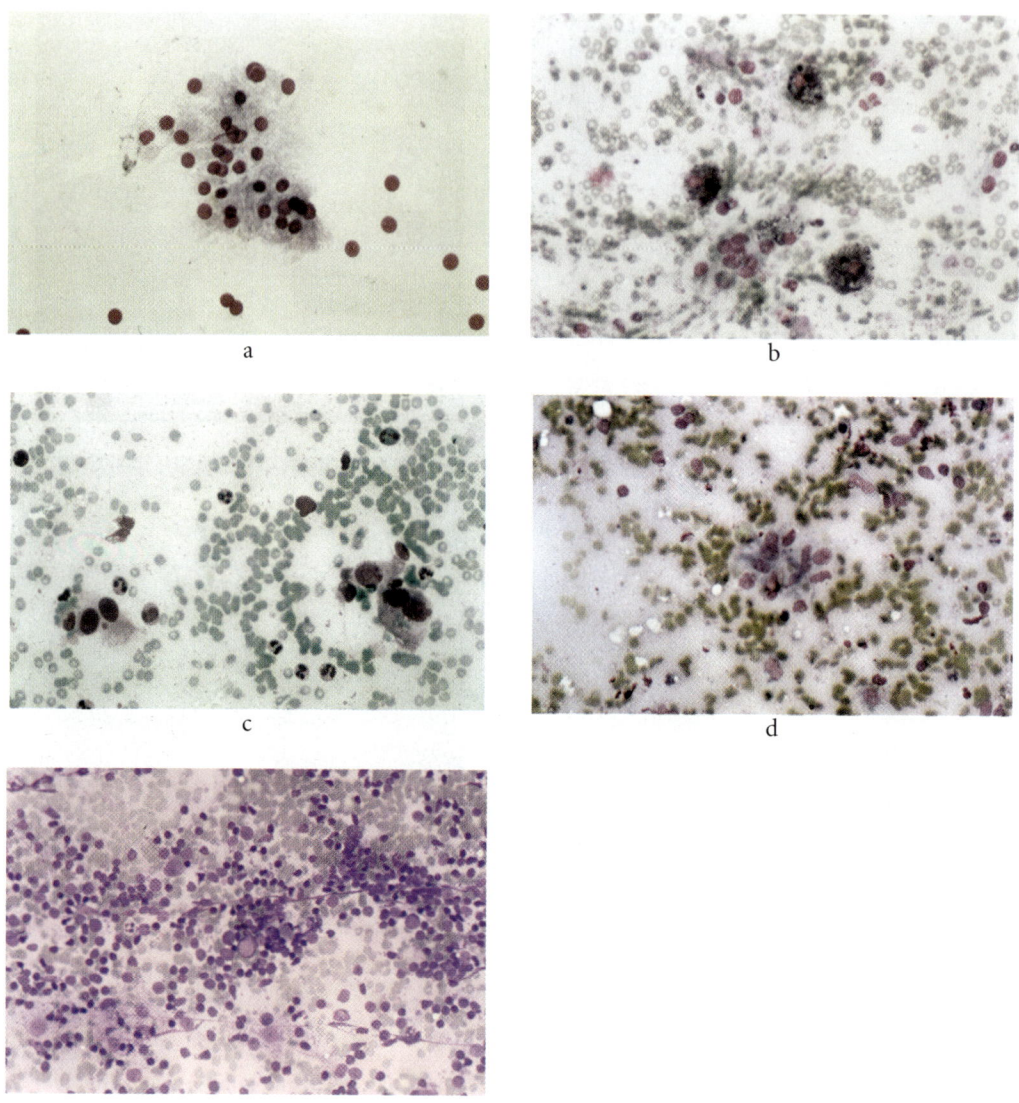

Abb. 2.12a-e: Zytologische Befunde nach Feinnadelpunktion der Schilddrüse. Lufttrockung. Färbung nach May-Grünwald-Giemsa. Vergrößerung 100fach. **a:** Gesunde Schilddrüsenzellen (Gruppe I). **b:** Regressive Veränderungen (Gruppe II). **c:** Tumorzellen (Gruppe V). **d:** Thyreoiditis de Quervain. **e:** Chronisch lymphozytäre Thyreoiditis Hashimoto.
Quelle: Fachbiologin der Medizin, M. Beust, Institut für Pathologie, Universität Rostock.

Gruppe 0	kein auswertbares Material
Gruppe I	normale Thyreozyten
Gruppe II	von der Norm abweichendes Zellbild ohne Hinweis auf Malignität (degenerative Veränderungen, Entzündungszellen)
Gruppe III	Zellanomalien, keine sichere Einordnung in benigne oder maligne Zellen möglich
Gruppe IV	malignitätsverdächtige Zellen
Gruppe V	eindeutige Tumorzellen

In der zytologischen Beurteilung ist auf exakte Beschreibung der Zellen und ihrer Merkmale Wert zu legen, da nur hieraus Rückschlüsse auf die zugrunde liegende Ursache der Schilddrüsenkrankheit gezogen werden können. Der Zytologe benötigt für eine optimale Beurteilung des Punktates Informationen über den klinischen Befund, über Ergebnisse von Szintigraphie, Sonographie, in-vitro-Diagnostik und über die vorangegangene Therapie. Von besonderer Bedeutung sind Angaben über eine längerfristige thyreostatische Behandlung, weil diese zu pseudomalignen Veränderungen des Zellbildes und somit zu Fehlinterpretationen führen kann. Spezielle Markierungen des Punktates (z.B. Genmarker, Immuncytochemie) zur besseren zytologischen Aussage haben noch keine Praxisreife erlangt.

2.2.5.4. Aussage

Die FNP und Zytologie erreicht in den Händen erfahrener Untersucher eine Sensitivität bis zu 97 % und eine Spezifität von über 90 %. Dennoch schließt ein negatives Zytologieergebnis den begründeten Verdacht auf ein Malignom nicht aus, wie es aus prinzipiell gleichen Gründen von der Diagnostik des Magenkarzinoms bekannt ist (bioptischer Befund entkräftet nicht das endoskopische Bild). Die Stärke der Schilddrüsenzytologie liegt in der Dignitätsbeurteilung von Knoten. Wenngleich Anamnese, Palpation, Sonographie und Szintigraphie Malignitätsverdacht grundlegend begründen können, liegt die Spezifität sehr niedrig. Am wahrscheinlichsten darf Malignität vermutet werden, wenn ein Knoten rasch wächst, derbe Konsistenz hat, szintigraphisch kalt ist sowie sonographisch echoarme Struktur und unregelmäßige Randbegrenzung aufweist. Die kumulative Sensitivität der genannten Verfahren erreicht maximal 90-98 %, ihre Spezifität übersteigt aber kaum 20 %. Dem gegenüber steht die o.g. hohe Trefferquote der Zytologie. Bei kompetenter Punktionstechnik und zytologischer Auswertung liefert die FNP nach größeren Statistiken lediglich in etwa 6 % falsch negative und in etwa 1 % falsch positive Resultate. Die Qualifizierung der Feinnadelpunktion und Zytologie führte in den letzten 10 Jahren nicht nur zur verbesserten Diagnostik, sondern auch zu einer sorgfältigeren Indikationsstellung zur Operation und besserer Operationsplanung, was zu einem deutlichen Rückgang der Operationshäufigkeit kalter Knoten führte. Bei sachgerechter Ausführung ist die FNP ungefährlich. Blutungen sind nur in Einzelfällen beschrieben. Das Verschleppen von Tumorzellen in den Stichkanal ist in der Literatur nicht bekannt. Patienten mit einer unbehandelten Gerinnungsstörung oder unter Antikoagulationseinfluß dürfen ohne Korrektur der Hypokoagulabilität nicht punktiert werden. Wiederholungspunktionen sind angezeigt im Falle nicht ausreichend repräsentativen Zellmaterials (Gruppe 0) sowie bei nicht tumorbeweisenden, aber auch nicht tumorausschließenden Befunden (Gruppe III). Bei reinen Schilddrüsenzysten größeren Volumens hat die FNP auch therapeutische Option.

2.2.6. Schilddrüsenautoantikörper

2.2.6.1. Klinisch relevante Antikörper

Von einer Vielzahl gegen Schilddrüsenproteine gerichteter Autoantikörper besitzen TSH-Rezeptor-Antikörper (TSH-R-AK) Schilddrüsenperoxidase-Antikörper (TPO-AK) und Thyreoglobulin-Antikörper (TG-AK) klinische Bedeutung. Die im Serum gemessenen Autoantikörpertiter signalisieren zwar den zugrunde liegenden Immunprozeß, korrelieren aber nicht zwangsläufig mit dem Schweregrad der Erkrankung.

2.2.6.2. TSH-Rezeptorantikörper

TSH-R-AK verursachen bei der Autoimmunhyperthyreose (Morbus Basedow) die unkontrolliert vermehrte Schilddrüsenhormonproduktion. Sie binden anstelle des physiologischen TSH mit hoher Affinität an den in der Thyreozytenmembran lokalisierten TSH-Rezeptor und aktivieren die Signaltransduktion, an deren Ende die vermehrte T3- und T4-Freisetzung in das Plasma steht (Gs α-Protein → Adenylatzyklase → cAMP → Jodidaufnahme, Thyreoglobulinsynthese, Schilddrüsenhormonsynthese, proteolytische Hormonabspaltung aus dem Thyreoglobulinverband). Der Nachweis der TSH-R-AK erfolgt mit dem Radioligandenassay. Dabei mißt man die Autoantikörperbindung an TSH-rezeptorhaltige Thyreozytenmembranen. Obwohl die TSH-R-AK eine heterogene Gruppe von Antikörpern darstellen und an unterschiedliche Epitope des TSH-Rezeptors binden, liegen sie vorwiegend als funktionsstimulierende Antikörper vor. Inhibierende oder AK lediglich mit Rezeptorbindung sind von untergeordneter Bedeutung. Die funktionelle Differenzierung in stimulierende und blockierende Antikörper ist mehr wissenschaftlichen Fragestellungen vorbehalten und bedarf spezieller in-vitro-Bioassays (Messung des cAMP bzw. T3-Anstiegs). Mit den konventionellen TSH-R-AK-Kits (solubilisierte Thyreozytenmembranen vom Schwein) findet man beim Morbus Basedow in 80-90 % der Fälle positive Antikörpertiter. Die Frage nach den verbleibenden 10 - 20 % TSH-R-AK-negativen Basedowfällen konnte nicht endgültig beantwortet werden. Als Erklärung diente die overflow-Hypothese. Die Antikörper werden von intrathyreoidalen Lymphozyten produziert, in der Schilddrüse wirksam und müssen nicht in jedem Fall im Serum meßbar werden. Mit den modernen hochsensitiven TRAK-Assays unter Verwendung von rekombinanten humanen TSH-Rezeptoren steigt die Trefferquote auf 90 bis nahezu 100%.

Zur Differentialdiagnose der Hyperthyreoseursache ist die TSH-R-AK-Titermessung entbehrlich, wenn gleichzeitig Zeichen einer Autoimmunorbitopathie, Dermopathie (prätibiales Myxödem) oder Akropachie vorliegen. In solchen Fällen ist ein Morbus Basedow sicher. Fehlen diese einer Autoimmunthyreopathie assoziierten Symptome, müssen Antikörperbestimmungen zur Abgrenzung gegenüber den nicht immunogen verursachten Hyperthyreoseformen (in erster Linie der nichtimmunogenen Autonomie) erfolgen.

2.2.6.3. Schilddrüsenperoxidase- und Thyreoglobulin-Antikörper

TPO-AK und TG-AK gelten als Epiphänomene im Rahmen von autoimmunen Schilddrüsenkrankheiten. Ihre Bestimmung erfolgt quantitativ mittels Radioimmunoassay oder ELISA. Die in früheren Jahren praktizierte Messung mit Hilfe des Hämagglutinationshemmtests (semiquantitative Aussagen) sind aufgrund zu geringer Sensitivität verlassen worden. Die Indikationen zur TPO-AK- und TG-AK-Bestimmung entsprechen denen der TSH-R-AK. Die Sensitivität der TPO-AK im Falle der Autoimmunhyperthyreose liegt bei 70-80 %, die der TG-AK bei 20-30 %. Größere Bedeutung besitzen besonders die TPO-AK für die Diagnostik einer lymphozytären Autoimmunthyreoiditis mit einer Sensitivität von mehr als 90 %. Je höher gereinigt die TPO als Antigen im verwendeten Testsystem vorliegt, desto präziser sind die gemessen TPO-AK-Titer. Am besten eignet sich rekombinante humane TPO. TG-AK findet man bei den lymphozytären Thyreoiditiden mit 50-70 % der Fälle seltener positiv.

2.2.6.4. Bewertung positiver Schilddrüsenautoantikörper-Titer

Die genannten Autoantikörperbestimmungen haben lediglich differentialdiagnostische Bedeutung. Zur Abschätzung der Prognose der Autoimmunthyreopathie und als Verlaufsparameter sind sie nicht geeignet, da sie hierüber keine ausreichenden Informationen liefern (Ergebnisse prospektiver Studien), das gilt auch für die TSH-R-AK-Assays mit rhTSH-Rezeptoren.

Ab wann Antikörpertiter pathologisch erhöht sind, hängt vom verwendeten Testsystem ab (Tab. 2.9).

Typ	Normbereich	Erhöhte Werte
TSH-R-AK	< 10 IE/l*	80-90 (> 90-100*) % M. Basedow
TPO-AK	< 100 IE/ml	70-80 % M. Basedow 90 % lymphozytäre Autoimmunthyreoiditis
TG-AK	< 100 IE/ml	20-30 % M. Basedow 50-70 % lymphozytäre Autoimmunthyreoiditis

Tab. 2.9: Schilddrüsenautoantikörper. Anmerkung: Normwerte abhängig vom verwendeten Testsystem. * < 1 IE/l bei Verwendung rekombinanter humaner TSH-Rezeptoren.

Die diagnostische Aussage von Antikörpertitern kann nur im Kontext mit weiteren gezielt eingesetzten Untersuchungsparametern erfolgen. Immerhin findet man in 6 % der gesunden Population (meist niedrige) Antikörpertiter, ohne daß eine Schilddrüsenkrankheit vorliegt oder sich im Laufe des Lebens (zumindest in den meisten Fällen) entwickelt. Eine Titererhöhung allein bedeutet noch keine therapierelevante Diagnose. Die klinische Bedeutung von nachgewiesenen Autoantikörpern gegen den Natrium-Jodid-Symporter ist geringer als zunächst vermutet.

2.2.7. Schilddrüsenhormonantikörper

Autoantikörper gegen Schilddrüsenhormone sind ein für klinische Belange extrem seltenes Ereignis im Rahmen von autoimmunen Schilddrüsenerkrankungen. Die "Neutralisierung" der zirkulierenden Schilddrüsenhormone durch die Antikörper beantwortet der Organismus mit einer kompensatorischen Mehrsekretion, um Euthyreose zu sichern. Das Resultat sind "falsch zu hohe Schilddrüsenhormongesamtspiegel" bei normalem TSH-Wert. Interferieren solche Antikörper mit Bestimmungsverfahren der freien Hormone, können auch "falsch niedrige" Werte gemessen werden. Relativ gesehen beobachtet man am häufigsten T3-Antikörper, sehr selten T4-Antikörper und extrem selten TSH-Antikörper. Immer wenn eine Diskrepanz zwischen gemessenem Hormonprofil und klinischem Bild besteht, könnten Schilddrüsenhormonautoantikörper im Spiel sein. Der Beweis hierfür läßt sich nur von Speziallaboratorien erbringen, weil Routineverfahren aus ökonomischen Gründen nicht verfügbar sind.

2.2.8. Thyreoglobulin

Thyreoglobulin wird ausschließlich von Thyreozyten synthetisiert und im Follikellumen gespeichert. Am Thyreoglobulinmolekül vollzieht sich die Schilddrüsenhormonsynthese, -speicherung und proteolytische Abspaltung zur Inkretion.

Die Hauptindikation zur Thyreoglobulinbestimmung im Blut ist der Zustand nach vollständiger Ablation des Schilddrüsengewebes (Primärtherapie bei differenziertem Schilddrüsenkarzinom durch Thyreoidektomie und anschließende Radiojodelimination). Da sich nach erfolgreicher Therapie infolge des Fehlens intakter Thyreozyten Thyreoglobulin im Serum nicht mehr nachweisen läßt, eignet sich dieser Parameter als idealer Marker zur Tumornachsorge. Meßbare oder ansteigende Thyreoglobulinspiegel weisen mit mehr als 90 %iger Sicherheit auf ein Tumorrezidiv bzw. eine Metastasierung hin. Unter TSH-suppressiver Tumorrezidivprophylaxe kann in einem gewissen Prozentsatz die TG-Freisetzung aus Tumorgewebe unterdrückt sein. Hier machen sich Wiederholungsuntersuchungen unter TSH-Stimulation erforderlich (rhTSH oder endogener TSH-Anstieg nach Unterbrechung der T4-Medikation).

Mit Ausnahme spezieller Indikationen spielt die Thyreoglobulin-Spiegel-Messung im klinischen Alltag der anderen Schilddrüsenerkrankungen mangels Spezifität keine Rolle. Solche Indikationen sind Hinweise auf eine Hyperthyreosis factitia (Tyreoglobulin-Erniedrigung) sowie der Verdacht auf eine kongenitale Athyreose.

Als Bestimmungsmethoden stehen sensible radioaktive und nicht radioaktive Verfahren zur Verfügung. Bei gleichzeitigem Vorhandensein von Thyreoglobulinautoantikörpern sind die gemessenen Thyreoglobulinspiegel nicht verwertbar.

2.2.9. Kalzitonin

Kalzitonin ist ein zellspezifisches Inkretionsprodukt der parafollikulären C-Zellen. Aufgrund seiner extremen Sensitivität und Spezifität eignet es sich hervorragend als Tumormarker für das C-Zell-Karzinom (medulläres Schilddrüsenkarzinom) sowohl in der Primärdiagnostik als auch in der Tumornachsorge. Ein generelles Kalzitoninscreening bei kalten Schilddrüsenknoten ist infolge der Seltenheit des medullären Schilddrüsenkarzinoms und der Häufigkeit kalter benigner Knoten ökonomisch nicht vertretbar. Bei grenzwertigem basalen Kalzitoninspiegel muß ein Pentagastrin- oder Kalziumstimulationstest erfolgen. Überschießende Kalzitoninwerte weisen auf eine C-Zell-Hyperplasie oder -Neoplasie hin. Basale und stimulierte Normgrenzbereiche hängen vom verwendeten Nachweissystem ab. Das karzinoembryonale Antigen (CEA) besitzt beim C-Zell-Karzinom eine gewisse ergänzende Bedeutung, ist aber letztlich zu wenig sensitiv und spezifisch.

2.2.10. Molekulargenetische Untersuchungen

In jüngerer Zeit wurden mehrere Genmutationen beschrieben, die für bestimmte Schilddrüsenerkrankungen und -funktionszustände verantwortlich sind. Man fand sowohl Keimbahn- als auch somatische Mutationen.

Die Entdeckung der Mutationen im RET-Proto-Onkogen auf Chromosom 10q13 ermöglichte das Familienscreening bei familiärem medullären Schilddrüsenkarzinom (FMTC) und der multiplen endokrinen Neoplasie (MEN IIa, b). Der Erbgang verläuft autosomal dominant, woraus eine 50 %ige Erkrankungswahrscheinlichkeit der Nachkommen resultiert. Hierzu müssen alle Blutsverwandten ersten Grades des Indexfalles untersucht werden. In der Regel sind das die Kinder oder überlebende Geschwister. Mutationsträger können präsymptomatisch mit nahezu 100 %iger Sicherheit identifiziert werden. Eine prophylaktische Thyreoidektomie der Betroffenen möglichst vor dem 6. Lebensjahr verhindert die meist bis zum 20. Lebensjahr unausweichliche Manifestation des C-Zell-Karzinoms. Bislang kennt man Mutationen im Exon 10, 11, 13, 14, 15, 16 für die MEN IIa und im Exon 16 für die MEN IIb. Liegt bei einem C-Zell-Karzinom keine Mutation vor (Wildtyp), handelt es sich um ein sporadisches medulläres Schilddrüsenkarzinom, wo sich ein Familienscreening erübrigt.

Der Nachweis weiterer Mutationen (Tab. 2.10) bleibt gegenwärtig wissenschaftlichen Fragestellungen vorbehalten und spielt für den praktischen Alltag bis auf seltene Ausnahmen noch keine Rolle.

Mutation	Folge
Ret-Protoonkogen	
- Exon 10,11,13, 14,15,16	familiäres C-Zell-Karzinom, MEN IIa
- Exon 16	MEN IIb
TSH-Rezeptor-Gen/Gs-alpha-Gen	
- aktivierend	Konnatale Hyperthyreose in Kombination mit Überexpression lokaler Wachstumsfaktoren nichtimmunogene autonome Knoten
- inaktivierend	Konnatale Hypothyreose
T3-Rezeptor-Beta-1-Gen	zentrale/generalisierte Schilddrüsenhormonresistenz
TPO-Gen, TG-Gen	Hormonsynthesestörungen Konnatale Struma, konnatale Hypothyreose
Verschiedene Proto-Onkogene und Tumorsuppressorgene	Folliküläres und papilläres Schilddrüsenkarzinom

Tab. 2.10: Bisher bekannte Genmutationen und ihre Folgen.

2.2.11. HLA-Bestimmung

Überzufallshäufige Kombinationen zwischen verschiedenen Schilddrüsenerkrankungen und dem HLA-System sind bekannt. Für den Einzelfall spielen sie in der klinischen Praxis keine Rolle. Beschriebene Kombinationen:

- Morbus Basedow mit HLA-B8, HLA-DR3, HLA-DQA1* 0501.
- Hypertrophische lymphozytäre Autoimmunthyreoiditis (Hashimoto) mit HLA-DR5, HLA-DQA1*0501.
- Subakute Thyreoiditis de Quervain mit HLA-B35

2.2.12. Jodidbestimmung

Die Jodidbestimmung im Urin, gleich welcher Methode, eignet sich nicht als Einzelbestimmung zur Beurteilung der alimentären Jodversorgung eines Individuums. Der Grund liegt in den erheblichen

Tagesschwankungen der Jodidausscheidung in Abhängigkeit vom Jodgehalt der Nahrung. Die Urinjodidbestimmung dient vorrangig epidemiologischen Fragestellungen. Eine Ausnahme besteht im Nachweis einer Jodkontamination. Dies gelingt sehr einfach mit einem handelsverfügbaren Schnelltest (Urojod-Test Fa. MERCK) ohne daß Laboraufwand (Wawschinek-Methode, HPLC etc.) von nöten ist.

Die Messung von freiem anorganischen Jodid im Serum hat für die Routine gegenwärtig keine Bedeutung und dient vorwiegend wissenschaftlichen Fragestellungen.

Literatur

Allolio, B., Schulte, H.M.: Praktische Endokrinologie. Urban und Schwarzenberg, München, Wien, Baltimore, 1996

Badenhoop K., Siegmund Th., Mößeler S. et al.: Genetische Risikomarker des Morbus Basedow. Z.ärztl.Fortbild.Qual.-sich. 93, Suppl. 1 (1999) 11-15

Born, B, Schweigart U., Delfs T. et al.: Konstellation der Schilddrüsenhormone als Parameter für die Prognose von Schwerkranken. Intensiv-Med. 32 (1995) 276-280

Braga,M., Cavalcanti, T., Collaco,L. et al.: Efficacy of ultrasound-guided fine-needle aspirations biopsy in the diagnosis of complex thyroid nodules. J.Clin.Endocrinol.Metab. 86 (2001) 4089-4091

Brandi, M., Gagel, R., Angeli, A. et al.: Consensus Guidelines for diagnosis and therapy of MEN type 1 and type 2. J. Clin. Endocrinol. Metab. 86 (2001) 5658-5671

Brunn J., Block U, Ruf G. et al.: Volumetrie der Schilddrüsenlappen mittels Real-time-Sonographie. Dtsch.med. W.-schr. 106 (1981) 1338-1340

Costagliola, S., Morgenthaler, N., Hörmann R. et al.: Second generation assay for TSH-receptor antibodies has superior diagnostic sensitivity for Grave's disease. J.Clin.Endocrinol.Metab. (in press)

Delange, F., Benker G., Caron P.H. et al.: Thyroid volume and urinary iodine in European schoolchildren. Standardization of values for assessment of iodine deficiency. Europ.J.Endocrinol. 136 (1997) 180-187

Deutsche Gesellschaft für Endokrinologie: Rationelle Diagnostik in der Endokrinologie. Thieme Stuttgart, New York 1993

Gärtner R., Angstwurm M., Kittel A.: Prognostischer Wert der Schilddrüsenparameter bei schwerkranken älteren Patienten. In: Usadel K-H, Weinheimer B.(Hrsg.), Schilddrüsenerkrankungen in verschiedenen Lebensabschnitten. De Gruyter Berlin, New York 1996, S. 458-465

Gutekunst, R., Becker W., Hermann R. et al.: Ultraschalldiagnostik der Schilddrüse. Dtsch.med.Wschr. 113 (1988) 1109-1112

Hampel, R., Jäger B, Meng S et al.: Alkalische Knochenphosphatase als hilfreicher peripherer Parameter zur Hyperthyreosediagnostik. Dt. Gesundh.-Wesen 39 (1984) 134-137

Hampel, R., Weber A., Jäger B. et al.: Schilddrüsenfunktionsparameter bei akuter Virushepatitis. Dt. Gesundh.-wesen 39 (1984) 1755-1757

Hampel, R., Jäger, B.: Diagnostische Nutzung der hepatischen peripheren Schilddrüsenhormonwirkung mit Hilfe der Diskriminanzanalyse. Z.Klin.Med. 41 (1986) 919-922

Hampel R., Meng W., Weber A. et al.: Wechselbeziehungen zwischen Schilddrüsenfunktion und Leber. Dt. Gesundh.-wesen 37 (1982) 1563-1568

Hampel R. Weber M, Ventz M. et al.: Zur Stellung der Trijodthyroninbestimmung in der Schilddrüsenfunktionsdiagnostik. Dt. Gesundh.-wesen 34 (1979) 483-487

Heufelder A., Spitzweg Ch.: Pathogenese der immunogenen Hyperthyreose und endokrinen Orbitopathie. Der Internist 39 (1998) 599-606

Joseph K.: Methodik der szintigraphischen Diagnostik bei der Schilddrüsenautonomie. Nuklearmedizin 12 (1989) 175

Joseph K., Mahlstedt J., Pries H. et al.: Früherkennung und Abschätzung des Hyperthyreoserisikos autonomen Schilddrüsengewebes. Nuc.Compact 8/134 (1977) 46-50

Köhrle J, Schmutzler C: Wie kommt Jod in die Schilddrüse? Neues zum Natrium-Jodid-Symporter. Der Internist 39 (1999) 560-565

Maier, R.: Ultraschalldiagnostik der Schilddrüse. Schattauer Stuttgart, New York 1988

Mann K., Gieseler R., Hörmann R.: Ätiopathogenese des Morbus Basedow. Z.ärztl.Forbild.Qual.sich. 93 Suppl. 1 (1999) 29-34

Mekkakia-Benhabib C., Marcellin, P., Colas-Linhart, N. et al.: Histoire naturelle des dysthyroidies survenant sous interféron dans le traitement des hépatites chroniques C. Annales d´Endocrinologie (Paris) 57 (1996) 419-427

Pfannenstiel, P., Hotze, L.-A., Saller, B.: Schilddrüsenkrankheiten. Diagnose und Therapie. Berliner Medizinische Verlagsanstalt 1997

Reinhardt, W., Mann K.: "Non-thyroidal illness" oder Syndrom veränderter Schilddrüsenhormonparameter bei Patienten mit nichtthyreoidalen Erkrankungen. Med.Klin. 93 (1998) 662-668

Rosen I., Azadian A., Walfish P. et al.: Ultrasound souende-guided fine-needle aspiration biopsy in management of thyroid disease. Amer.J.Surg. 166 (1993) 346-349

Saggiorato, E., Cappia, S., de Giuli,P. et al.: Galectin-3 as a presurgical immunocytodiagnostic marker of minimally invasive follicular thyroid carcinoma. J.Clin.Endocrinol.Metab. 86 (2001) 5152-5158

Schleusener H, Schwander J, Fischer C et al.: Prospective multicentre study on the prediction of relapse after antithyroid drug treatment in patients with Graves' disease. Acta Endocr. 120 (1989) 689-701

Tangpricha,V., Chen,B., Swan,N. et al.: Twenty-one-gauge needles provide more cellular samples than twenty-five-gauge needles in fine-needle aspiration biopsy of the thyroid but may provide increased diagnostic accuracy. Thyroid 11(2001) 973-976

Wawschinek, O., Eber O., Petek W. et al.: Bestimmung der Harnjodausscheidung mittels einer modifizierten Cer-Arsenit-Methode. Berichte der ÖGKC 8 (1985) 13-15

Wenzel K.: Einfluß von pharmakologischen Substanzen auf die in-vitro-Tests der Schilddrüsenfunktionsdiagnostik: Anlaß zu diagnostischen Irrtümern. Therapiewoche 30 (1980) 6348-6365

Wiedemann, W.: Sonographie und Szintigraphie der Schilddrüse. Thieme Stuttgart, 1992

Schilddrüsenkrankheiten mit Störungen der Schilddrüsenfunktion

3. Schilddrüsenkrankheiten mit Störungen der Schilddrüsenfunktion

3.1. Hyperthyreose

3.1.1. Definition

Die Hyperthyreose ist Folge eines Überschusses an zirkulierenden und rezeptorgebundenen Schilddrüsenhormonen unabhängig von der Bedarfsregulation des Organismus und der auslösenden Ursache. Sie ist gewissermaßen gemeinsames Symptom ganz unterschiedlicher Grundkrankheiten (Tab. 3.1).

- Autoimmunhyperthyreose (Morbus Basedow)
- Nichtimmunogene (funktionelle) Autonomie
- Hyperthyreosis factitia (iatrogen)
- Hyperthyreose bei verschiedenen Formen der Thyreoiditis
- Schwangerschaftsassoziierte Hyperthyreose
- Hyperthyreose bei differenziertem Schilddrüsenkarzinom
- Sekundäre Hyperthyreose (vermehrte Ausschüttung von TSH oder TSH-ähnlichen Substanzen)
- Schilddrüsenhormonresistenz
- Genmutationen (TSH-Rezeptor-Gen/GS-Alpha-Gen)

Tab. 3.1: Hyperthyreoseformen.

3.1.2. Klinisches Bild

Die Symptomatik der Hyperthyreose wird von den biologischen Wirkungen der Schilddrüsenhormone, vorrangig des Trijodthyronin geprägt. Darüber hinaus beeinflussen verschiedene Faktoren das klinische Erscheinungsbild: Reagibilität der verschiedenen Organsysteme, Lebensalter, vorhandene schilddrüsenunabhängige Erkrankungen, Medikationen. Deshalb findet man kein einheitliches Bild der Schilddrüsenüberfunktion, weder im Spektrum noch in der Ausprägung der verschiedenen Symptome. Trotz charakteristischer Befundkombinationen (Tab. 3.2) gibt es keine für eine Hyperthyreose pathognomonischen Einzelsymptome.

- Gesteigerte Erregbarkeit, Gereiztheit, Unruhe: "Es stört die Fliege an der Wand."
- Verminderte mentale Belastbarkeit, Konzentrationsschwäche, psychische Labilität
- Gesteigerte und beschleunigte Muskeleigen- und Fremdreflexe, feinschlägiger Fingertremor
- Wärmeintoleranz, Schwitzen, Leistungsminderung, Gewichtsverlust ohne Verminderung der Nahrungszufuhr
- Warme, feuchte, rosige, dünne Haut
- Diffuser Haarausfall
- Tachykardie (Frequenz > 100/min, auch im Schlaf)
- Tachyarrhythmia absoluta besonders bei älteren Menschen
- Palpitationen
- Systolische Hypertonie mit großer Amplitude
- Erhöhte Stuhlfrequenz bis durchfällige Stühle
- Anfangs Heißhunger, später Inappetenz möglich
- Allgemeine Muskelschwäche, selten Myopathie im Schultergürtel und besonders der unteren Extremitäten

Tab. 3.2: Symptome mit Verdacht auf eine Hyperthyreose.

Besonders im höheren Lebensalter verläuft die Hyperthyreose oft oligosymptomatisch (Tab. 3.3).

- Tachyarrhythmia absoluta
- Inappetenz
- Gewichtsabnahme
- Unklare Oberbauchbeschwerden
- Depressive Verstimmung, Antriebsmangel
- Allgemeine Schwäche
- Unruhe, Tremor
- Besserung einer vorbestehenden Obstipation

Tab. 3.3: Symptome bei oligosymptomatischer (Alters-) hyperthyreose.

Der charakteristische Symptomenfächer jüngerer Patienten fehlt. Tachyarrhythmia absoluta, Inappetenz, unklare Oberbauchbeschwerden, depressive Verstimmung, Gewichtsabnahme, allgemeine Schwäche, Besserung einer Obstipation selbst als Einzelsymptome sollten bei älteren Menschen Anlaß zur TSH-Bestimmung sein.

Zur Sicherung der Verdachtsdiagnose "Hyperthyreose" bedarf es grundsätzlich des Nachweises erhöhter Schilddrüsenhormonserumspiegel. Entscheidend für die Schwere einer Hyperthyreose zeichnet weniger die Höhe der im Serum gemessenen Hormonkonzentrationen, als vielmehr die im Gewebe entfaltete thyreoidale genomische Reaktion verantwortlich.

Trotz zahlreicher Versuche, die periphere Hormonwirkung quantifiziert zu erfassen, gibt es bis heute keine ausreichend sensitiven und spezifischen Verfahren hierfür. Aufgrund ihrer geringen Spezifität besitzen sie im Rahmen der diagnostischen Bemühungen kaum Bedeutung (verminderter Cholesterinspiegel, verkürzte Achillessehnenreflexzeit, spezielle EKG-Auswertungen, "Mitreaktion" der Leber, gesteigerte Knochenturnovermarker, Anstieg verschiedener Enzymaktivitäten oder Aminosäuren, erhöhter Grundumsatz u.a.). Gelegentlich beobachtete Begleiterscheinungen wie Regelverlust bei fertilen Frauen, Verschlechterung einer diabetischen Stoffwechsellage, marginale Leukopenie, geringe Hyperkalziurie und –ämie haben kein diagnostisches Gewicht. Die Gefahr einer Osteopenie oder gar Osteoporose besteht bei sehr lange nicht erkannter, unbehandelter, (in aller Regel milden) Hyperthyreose vorrangig bei postmenopausalen Frauen.

3.1.3. Diagnostik

Zunächst erfolgt die Funktionsdiagnostik nach dem in Kap. 2.1. beschriebenen Vorgehen (Tab. 2.2, 2.4). Besteht der dringende Verdacht auf eine Schilddrüsenüberfunktion, muß diese durch den Nachweis erhöhter Schilddrüsenhormonserumspiegel bewiesen werden. Es hat sich bewährt, gleichzeitig FT3 (T3) und FT4 zu messen. Ca. 90 % aller Hyperthyreosen gehen mit einer Erhöhung beider Hormone einher. Bei jüngeren Menschen und bei der nichtimmunogenen funktionellen Autonomie findet man gelegentlich einen isolierten T3-Exzeß bei normalem FT4-Spiegel und bei Menschen mit einer Konversionsschwäche (hohes Lebensalter, verschiedene Einflüsse) oder nach Jodkontamination das relativ seltene Bild der "T4-Hyperthyreose" (FT4 erhöht, FT3 (T3) im Normbereich). Die Messung des TSH erübrigt sich in der Regel, da es ohnehin supprimiert ist. Extrem selten liegt der Hyperthyreose ein TSH-Exzeß zugrunde (TSH-produzierendes Hypophysenvorderlappenadenom, paraneoplastische Produktion TSH-ähnlicher Substanzen), der zur sekundären Hyperthyreose führt. Der TSH-Überschuß treibt die an sich gesunde Schilddrüse zur vom Bedarf unabhängigen Hormonproduktion und -inkretion an (TSH, FT4, FT3 liegen gleichzeitig oberhalb der Normgrenzen).

In Fällen, die nicht sicher einer Hyperthyreose zuzuordnen sind (z.B. sympathikotones Reaktionsmuster), muß sie ausgeschlossen werden (Tab. 2.4, 3.4). Aus ökonomischen Gründen mißt man zunächst das basale TSH. Ein normaler Wert schließt eine Schilddrüsenüberfunktion aus. Ist das TSH erniedrigt (< 0,3 mE/l), muß die Diagnostik gezielt erweitert werden (manifeste Hyperthyreose?, subklinische Hyperthyreose?, sekundäre/tertiäre Hypothyreose?, NTI?, Medikamenteneinfluß?).

- Kalte, feuchte Hände/Füße
- Gute Wärmetoleranz, Neigung zum Frieren
- Normfrequente bis bradykarde Herzaktionen
- Respiratorische Arrhythmie
- Neigung zur arteriellen Hypotonie
- Neigung zur Obstipation

Tab. 3.4: Symptome mit wenig Hyperthyreosewahrscheinlichkeit.

3.1.4. Subklinische Hyperthyreose

Die Laborkonstellation eines supprimierten TSH-Spiegels von < 0,1 mE/l (oder negativen TRH-Tests) mit im euthyreoten Bereich liegenden FT3- und FT4-Spiegeln bezeichnet man als subklinische oder latente Hyperthyreose. Die Patienten imponieren klinisch als euthyreot. Verbindliche Zahlen über ihre Prävalenz gibt es nicht. In großen epidemiologischen Erhebungen in Regionen ohne alimentären Jodmangel werden 0,3-2,2 % angegeben. Aus den Ergebnissen von jüngeren regionalen Stichproben in Deutschland muß für das mittlere Lebensalter mit 3-5 %, bei älteren mit >7 % gerechnet werden. Der natürliche Verlauf der Autonomie ist nicht sicher vorausberechenbar. Im Durchschnitt größerer Statistiken entwickeln pro Jahr ca. 5 % der Patienten eine overte Hyperthyreose. In den letzten Jahren häufen sich Mitteilungen über Veränderungen im kardiovaskulären System, im Knochen- und Muskelstoffwechsel sowie im mentalen Bereich bei subklinischer Hyperthyreose. Das betrifft signifikant häufigeres Auftreten von VH-Flimmern, von Ektopien, von verringerter belastungsabhängiger linksventrikulärer Funktion, von high turnover des Knochenstoffwechsels mit Verlust der Knochenmasse bei postmenopausalen Frauen, von erhöhtem Sauerstoffverbrauch in der Skelettmuskulatur, von CK-Erniedrigung im Vergleich zur Euthyreose. Auch psychische Symptome wie depressive Verstimmung, Ängstlichkeit, Reizbarkeit, Nervosität, geänderte Psychomotorik werden als überzufallshäufig beschrieben. Jüngst konnte in einer Verlaufsbeobachtung von 10 Jahren an einer großen Kohorte eine signifikant erhöhte kardiale Mortalität registriert werden. Die oben beschriebenen Symptome korrelieren invers mit dem TSH-Spiegel. Interventionsstudien (thyreostatische Therapie, Radiojodtherapie) konnten zum größten Teil eine Rückbildung der Veränderungen zeigen. Somit muß heute davon ausgegangen werden, daß es sich bei der subklinischen Hyperthyreose nicht nur um eine "Laborkonstellation", sondern bereits um eine Frühform der Hyperthyreose handeln dürfte, die in vielen Fällen behandlungspflichtig ist.

Die Entscheidung fällt aber schwer, weil der Übergang von Euthyreose zur Hyperthyreose ein Kontinuum darstellt und die Feinheiten eines gerade noch euthyreoten oder bereits beginnenden hyperthyreoten Stoffwechsels mit den gegenwärtig zur Verfügung stehenden routinediagnostischen Mitteln nicht sicher erfaßt werden. Ferner können die im Blut gemessenen in-vitro-Parameter nicht ausreichend den Gewebestoffwechsel widerspiegeln (☞ Kap. 3.1.6.3.5.). Wichtig ist die Differentialdiagnose der subklinischen Hyperthyreose gegenüber niedrigen TSH-Spiegeln anderer Genese (Tab. 3.5, 4.3).

- Subklinische Hyperthyreose
  - nichtimmunogene funktionelle Autonomie
  - Vorstadium einer Basedow-Hyperthyreose
- Altershyperthyreose
- Schilddrüsenhormontherapie
- GAP-Phänomen
- Insuffizienz der thyreotropen Hypophysenvorderlappenfunktion
- Schwere extrathyreoidale Erkrankungen (NTI) und Energiemangelzustände
- Psychische Erkrankungen
  - affektive Psychosen (Depressionen)
  - Anorexia mentalis
- Frühschwangerschaft (TSH-ähnliche Wirkung von Plazenta hCG)
- Postpartumthyreoiditis
- Cushing-Syndrom, Akromegalie
- Medikamente: Dopamin, L-Dopa, Dopaminagonisten, Glukokortikoide, Somatostatinanaloga, Pyridoxin, Methadon, Amiodaron, TRIAC u.a.

Tab. 3.5: Ursachen erniedrigter TSH-Spiegel.

3.1.5. Ätiologie, Pathogenese, Differentialdiagnostik der Hyperthyreoseformen

Nachdem eine Hyperthyreose mit Hilfe der Funktionsdiagnostik bewiesen ist, folgt die Klärung der zugrundeliegenden Ursache/Krankheit, die Voraussetzung für die Differentialtherapie ist.

3.1.5.1. Autoimmunhyperthyreose (Morbus Basedow)

Der Morbus Basedow wird heute als eine systemische Autoimmunerkrankung mit bevorzugter Organmanifestation an der Schilddrüse aufgefaßt. In mehr als dreiviertel der Fälle sind gleichzeitig Strukturen des Orbitainhaltes (endokrine Orbitopathie (Abb. 3.1) betroffen.

3.1. Hyperthyreose

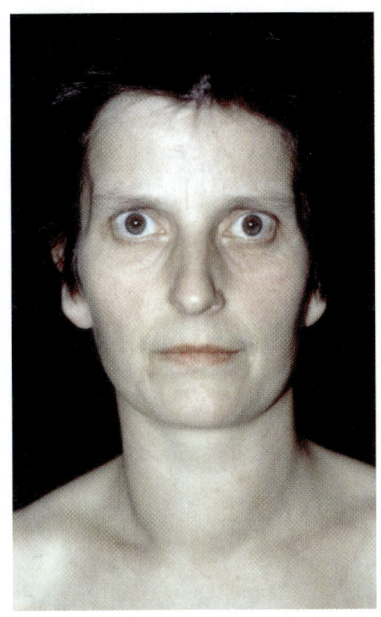

Abb. 3.1: Patientin mit einem Morbus Basedow und begleitender endokriner Orbitopathie beidseits.

Seltene und sehr seltene extrathyreoidale Manifestationen kennt man als prätibiales Myxödem (Abb. 3.2) bzw. Akropachie (Abb. 3.3).

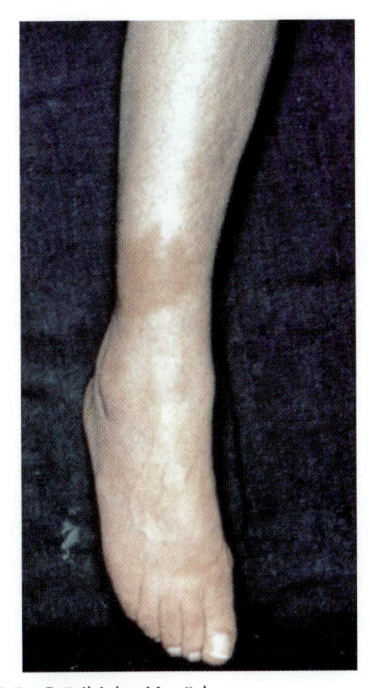

Abb. 3.2: Prätibiales Myxödem.

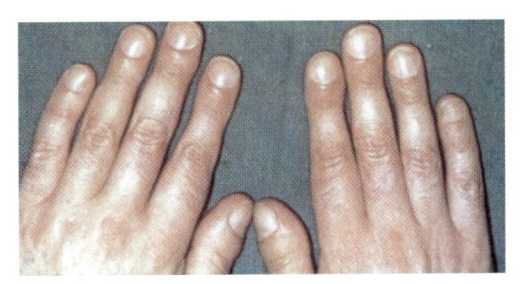

Abb. 3.3: Akropachie bei Autoimmunhyperthyreose (Morbus Basedow).

3.1.5.1.1. Prävalenz

Die Prävalenz der Autoimmunhyperthyreose hängt neben individuellen Faktoren von der regionalen alimentären Jodversorgung ab. Frauen erkranken 7-10 mal häufiger als Männer. Bis zu 3 % aller Frauen können betroffen sein. Obwohl sich der Morbus Basedow in jedem Lebensalter manifestieren kann, hat er seinen Gipfel im 3. und 4. Lebensjahrzehnt.

3.1.5.1.2. Ätiopathogenese

Die Ätiopathogenese ist sehr komplex und trotz erheblichen Kenntniszuwachses bis heute nicht restlos geklärt. Überzufallshäufig findet man Kombinationen verschiedener autoimmunologischer Endokrinopathien. Dominiert die Kombination Morbus Addison, Hypoparathyreoidismus, chronische mukokutane Candidiasis, spricht man vom pluriglandulären (polytopen) Autoimmunsyndrom Typ 1. Stehen eine Autoimmunthyreopathie, Morbus Addison und Diabetes mellitus Typ I im Vordergrund, handelt es sich um ein Autoimmunsyndrom Typ 2. Weitere, auch nicht endokrine Immunopathien, können assoziiert sein (Tab. 3.6).

Einige Krankheitskombinationen tragen den Namen der Erstbeschreiber. Am bekanntesten sind das Schmidt-Syndrom (Autoimmunthyreopathie, Morbus Addison) und das Carpenter-Sydrom (zusätzlich Diabetes mellitus Typ 1).

- Morbus Addison
- Diabetes mellitus Typ I
- Hypoparathyreoidismus
- Chronische mukokutane Candidiasis
- Primärer Hypogonadismus
- Hypophysitis
- Vitiligo
- Morbus Biermer
- Chronisch-aktive Hepatitis
- Myasthenia gravis
- Rheumatoidarthritis
- Sjögren-Syndrom
- Diffuse Alopezie
- Dermatitis herpetiformis Duhring
- Chronische Sialadenitis
- Glutensensitive Enteropathie
- Keratokonjunktivitis

Tab. 3.6: Fakultativ mit einer Autoimmunthyreopathie kombinierte Erkrankungen.

Die genetische Prädisposition zu einer Autoimmunopathie wird neben anderen Mechanismen auch vom HLA-System (Chromosom 6) vermittelt. Das HLA-System ist verantwortlich für die Antigenerkennung und Antigenpräsentation. Basedowpatienten der weißen Rasse zeigen signifikant häufiger HLA B8, DR3 und DQA_1* 0501 als die Allgemeinbevölkerung. Bei Japanern gilt das für HLA-B35 und bei Chinesen für HLA-Bw46. Eine weitere Rolle spielt das zytotoxische T-Lymphozytenantigen 4 (CTLA 4). Es ist hauptverantwortlich in der T-Zellentwicklung und der antigenspezifischen Apoptose von T-Zellen. Möglicherweise ist auch das Interferon-γ-Gen an der Prädisposition zu einer Autoimmunerkrankung beteiligt. HLA-DQA1* 0501 findet man nicht nur beim Morbus Basedow, sondern auch bei der Hashimoto-Thyreoiditis, dem Morbus Addison und dem Diabetes mellitus Typ 1 signifikant häufiger als in der Normalpopulation. Das gleiche trifft zu für das CTLA4-Gen bei Hashimoto-Thyreoiditis, Morbus Basedow und Rheumatoidarthritis. Zusammengefaßt sind Träger der genannten Prädispositionsgene einem höheren Risiko zur Autoimmunhyperthyreose und anderen Autoimmunerkrankungen ausgesetzt (Tab. 3.6).

Auf dem Boden dieser vermuteten genetischen Prädisposition kann sich ein Morbus Basedow durch verschiedene Auslöser- bzw. Triggermechanismen manifestieren. Als solche gelten infektiöse Agentien (Yersinia enterocolitica, virale Kapsidproteine), psychosozialer Streß und Rauchen. Membranproteine von Yersinia enterocolitica sowie manche virale Kapsidproteine weisen Epitop-Homologien zum TSH-Rezeptor auf. Das molekulare Mimikry führt zum Verlust der Selbsttoleranz gegenüber dem TSH-Rezeptor. Effektorzellen der Immunabwehr produzieren gegen den TSH-Rezeptor Autoantikörper mit der klinischen Folge einer Basedow-Hyperthyreose. Allerdings ist diese Hypothese nicht unumstritten.

Auch Streß kann Ursache des Durchbrechens der Autotoleranz gegenüber Schilddrüsenantigenen sein. Im am 2. Weltkrieg beteiligten Ländern trat besonders bei Männern eine Häufung des Morbus Basedow auf. Ähnliches beobachtete man bei ehemaligen KZ-Häftlingen. Nach jüngsten Mitteilungen gingen bei 90 % der Morbus Basedow-Manifestationen tiefgreifende seelische Belastungen voraus. Der Erklärungsschlüssel liegt vermutlich in den T-Suppressorzellen. Streß senkt Anzahl und funktionelle Kapazität der genannten Zellpopulation. Das relative Überwiegen der T-Helferzellen führt zu einer verminderten Hemmung unreifer autoreaktiver B-Lymphozyten mit konsekutiver Autoantikörperbildung.

Raucher weisen eine signifikant höhere Morbus Basedow-Inzidenz als Nichtraucher auf. Noch stärker ausgeprägt ist dieser Zusammenhang mit der endokrinen Orbitopathie. Die Erklärung hierfür ist komplex und in Ermangelung entsprechender prospektiver Studien zum Teil hypothetisch. Man vermutet die Stimulation entzündlicher Prozesse über die vermehrte Expression von Zytokinen und Adhäsionsmolekülen, die verstärkte Synthese von Hitzeschockproteinen und bei der endokrinen Orbitopathie von Glukosaminoglykanen. Nikotin und Kondensat führen darüber hinaus zu einer vermehrten Katecholaminfreisetzung, fördern Hypoxie, die Bildung freier Sauerstoffradikale und verursachen somit eine Endotheldysfunktion. Das Gesamtresultat sind Entzündungsprozesse und eine gestörte Mikrozirkulation.

Genetische Prädisposition, Auslöser (Bakterien/Viren-Protein) und potentielle Verstärker

(Streß, Rauchen) setzen eine sehr komplexe Kaskade immunologischer Vorgänge in Gang. Eine zentrale Rolle spielen die dendritischen Zellen, die sich aus Vorläuferzellen (Monozyten, CD34+Leukozyten, frühe Lymphozyten) entwickeln. Sie sind die potentesten Zellen, die Fremdantigene aufnehmen, prozessieren und über MHC-Klasse-II-Moleküle präsentieren sowie Adhäsions- und kostimulatorische Moleküle exprimieren. Auf diesem Weg können sie je nach Differenzierung während ihres Reifungsprozesses via Interleukine eine T-Helferzellvermehrung und -aktivierung induzieren, aber auch hemmen. Somit sind dendritische Zellen in der Lage, immunologische proinflammatorische Prozesse zu aktivieren oder zu supprimieren bzw. zu beenden. Gewissermaßen dirigieren sie die T-Lymphozytenproduktion, –Differenzierung und -funktion. Ob es sich um veränderte lokale dendritische Zellen der Schilddrüse selbst oder eingewanderte Vorläuferzellen aus dem Knochenmark oder lymphatischem Gewebe handelt, ist noch unklar. Die induzierte primäre Immunstimulation differenziert antigenspezifische unreife Th-0-Zellen zu Th-2-Helferzellen, die die Antikörperproduktion provozieren und unterhalten. Einige Klone produzieren Antikörper, die mit Epitopen des TSH-Rezeptors kreuzreagieren. Ob eine atypische Konformationsänderung des TSH-Rezeptors unter Einfluß dendritischer Zellen zu einer aberranten MHC-II Expression mit Präsentation von TSH-Rezeptorprotein und anderen Schilddrüsenautoantigenen durch die Thyreozyten selbst eine Rolle für die Aufrechterhaltung und Vertiefung des gegen die Schilddrüse gerichteten Autoimmunprozesses spielt, wird neuerdings angezweifelt. Die komplexen immunologischen Aktivierungsvorgänge induzieren eine Kaskade, an deren Ende die Reifung naiver B-Lymphozyten zu Plasmazellen steht, die Autoantikörper gegen den TSH-Rezeptor, TPO, Thyreoglobulin und Natriumjodidsymporter-Protein bilden.

Die genannten Prozesse treffen auf weitere, mit dem Morbus Basedow fakultativ assoziierten Autoimmunkrankheiten ähnlich zu (Tab. 3.6).

Die TSH-R-AK binden mit hoher Affinität an den TSH-Rezeptor. Obwohl die TSH-R-AK keine homogene Gruppe darstellen, dominieren die stimulierenden Antikörper, die über die Signalübertragungskette (Gs α, c-AMP) die Schilddrüsenhormonproduktion induzieren.(☞ Kap. 2.2.6.2.) Die gesteigerte Hormonsynthese verstärkt die Expression des Natriumjodidsymporters, wodurch der erhöhte Jodidbedarf für die Schilddrüse sichergestellt wird. Im Gegensatz zur physiologischen Steuerung der Schilddrüsenhormoninkretion durch hypophysäres TSH läuft die antikörperbedingte exzessive Hormonproduktion unabhängig von der natürlichen Bedarfsregulation des Körpers ab. Für die Ursachen einer Strumaentwicklung in mindestens ¾ der Basedow-Hyperthyreosen gibt es bislang verschiedene Spekulationen, aber kaum Untersuchungen. Die Bedeutung von TSH-Rezeptor-Mutationen, -Polymorphismen, -Splicing-Varianten und löslicher -Fragmente ist Gegenstand intensiver Forschung. Das gegenwärtige Konzept der Ätiopathogenese des Morbus Basedow erklärt vieles, läßt aber eine Reihe von Fragen offen.

In Tab. 3.7 sind klinische Befunde aufgelistet, die auf einen Morbus Basedow hinweisen.

Anamnese	• Alter < 50 Jahre • Rasche Hyperthyreosemanifestation • Strumaentwicklung im Rahmen der Erkrankung
Palpation	• Schwirren über der gesamten Schilddrüse
Sonographie	• Homogene Echoarmut • Kleine bis mittelgroße diffuse Struma • Abgerundete Lappenpole und -kanten • Vergrößerte Tiefenausdehnung • Verdickter Isthmus
Szintigraphie*	• Homogene intensive Radionuklidspeicherung • Hoher TcU

Tab. 3.7: Auf einen Morbus Basedow hinweisende Befunde.
Diagnosensicherung: endokrine Orbitopathie, Dermatopathie, Akropachie, hohe TSH-R-AK- und/oder TPO-AK-Titer.
*Bei sonographisch fehlenden fokalen Läsionen kann das Szintigramm unterbleiben.

3.1.5.1.3. Diagnostik

Eine Autoimmunhyperthyreose ist diagnostisch gesichert, wenn neben der Schilddrüsenüberfunktion eine endokrine Orbitopathie, ein prätibiales Myxödem oder eine Akropachie bestehen. Fehlen die für eine Autoimmunhyperthyreose beweisenden Begleitsymptome, sind Messungen der Schilddrüsenautoantikörper erforderlich (☞ Kap. 2.2.6.,Tab. 2.9), wobei die TSH-R-AK aufgrund der höchsten Sensitivität und Spezifität das Primat besitzen. Nur in TSH-R-AK-negativen Fällen benötigt man zusätzlich die TPO-AK- (und TG-AK-) bestimmung. Die hochempfindlichen TSH-R-AK-Assays der 2. Generation (Verwendung von rekombinanten humanen TSH-Rezeptoren als Antigen) haben sich in den letzten Jahren in der Praxis etabliert. Dadurch erhöhte sich die differentialdiagnostische Sicherheit bei Verdacht auf eine Basedow-Hyperthyreose ohne endokrine Orbitopathie auf >90 bis nahezu 100 %. In über 80 % zeigt das Sonogramm eine wolkig-homogene Echoarmut. Lappenpole und -kanten sind meist abgerundet, die Tiefenausdehnung ist vergrößert und der Isthmus verdickt (Abb. 2.2f). Die Erweiterung des Untersuchungsspektrums hängt vom klinischen Bild und der individuellen Fragestellung ab (Komplikationen der Hyperthyreose, große Struma, ggf. differentialdiagnostische Abgrenzung gegenüber anderen Hyperthyreoseformen).

1 % der Kinder von Basedow-Müttern machen eine neonatale Hyperthyreose durch, weil die TSH-R-AK die Plazenta passieren. Besondere Aufmerksamkeit sollte den Neugeborenen von Müttern mit hohen TSH-R-AK-Titern gewidmet werden.

3.1.5.2. Endokrine Orbitopathie

3.1.5.2.1. Prävalenz

Die endokrine Orbitopathie (e.O.) ist die häufigste extrathyreoidale Manifestation im Rahmen des Morbus Basedow. Klinisch findet man sie in 50-60 % der Fälle, bei gezielter Fahndung nach ihr mit technischen Mitteln (Abb. 3.4) in mehr als 4/5 der Patienten. Auch bei der sogenannten euthyreoten endokrinen Orbitopathie können nicht selten zirkulierende Schilddrüsenautoantikörper im Serum nachgewiesen werden. Die endokrine Orbitopathie entwickelt sich in etwa der Hälfte der Fälle zeitlich gekoppelt mit der Basedow-Hyperthyreose. In 20 % tritt sie vor und in 40 % nach der Hyperthyreosemanifestation auf. Die immunogenen Prozesse betreffen nahezu ausnahmslos beide Orbitae, auch wenn das klinische Bild gelegentlich eine einseitige Orbitopathie vortäuscht.

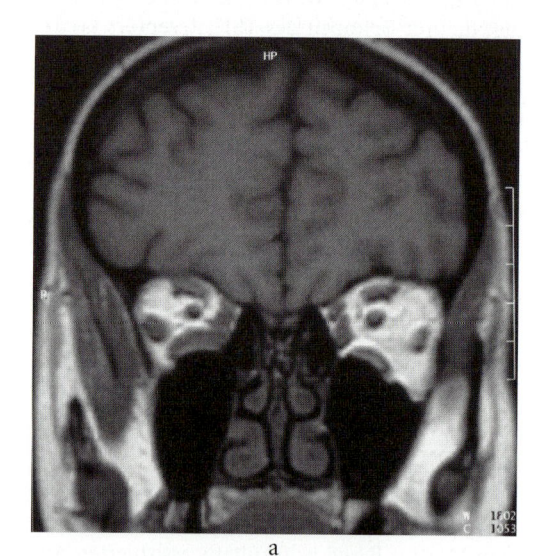

a

3.1. Hyperthyreose

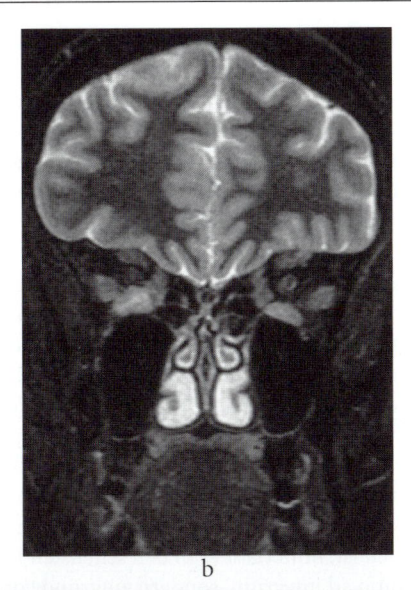

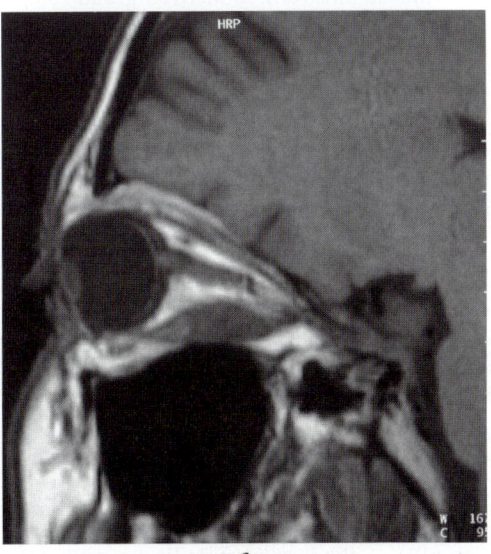

Abb. 3.4a-c: Endokrine Orbitopathie.
a: MRT der Orbita retrobulbär. T1-Gewichtung. Koronar. Nativ. Erheblich verdickter Muskelbauch des M. rectus inferior. Rechts > links.
b: MRT der Orbita retrobulbär. T2-Gewichtung. Koronar. Deutliche Darstellung der ödematösen Verquellung des M. rectus inferior. Rechts > links.
c: MRT der rechten Orbita. T1-Gewichtung. Parasaggital. Nativ. Verdickter Muskelbauch des M. rectus inferior.

3.1.5.2.2. Ätiopathogenese

Auslösung, Verstärkung und Aufrechterhaltung des Autoimmunprozesses in der Orbita ist dem in der Schilddrüse ähnlich. Ziel- und Effektorzellen des orbitalen Autoimmunprozesses sind hochwahrscheinlich Orbitafibroblasten und Präadipozyten, die den TSH-Rezeptor exprimieren. Orbitale Präadipozyten wurden jüngst als eine Subpopulation der Orbitofibroblasten identifiziert. Im Rahmen des ablaufenden Autoimmunprozesses differenzieren sie sich zu Adipozyten, die verstärkt TSH-Rezeptoren exprimieren. Ihr funktionell aktiver TSH-Rezeptor löst nach Interaktion mit TSH-R-AK die Invasion von TSH-Rezeptorspezifischen T-Zellen, Differenzierungssignale zur Umwandlung von Fibroblasten/Präadipozyten in Adipozyten, die exzessive Produktion von Glukosaminoglykanen (Hyaluronsäure, Chondroitinsulfat) durch Orbitafibroblasten und ihre Akkumulation in den Orbitageweben sowie die Proliferation von Orbitabinde- und -fettgewebe aus. Jüngste Ergebnisse weisen darauf hin, daß inflammatorisch aktivierte Makrophagen aus dem Blutpool eine wichtige Rolle im Entzündungsprozeß spielen. Die Raumforderung durch Gewebsvermehrung und Ödem (Hydrophilie der Glukosaminoglykane) drängt die Augäpfel infolge der begrenzten Expansionskapazität in der knöchernen Orbitapyramide nach vorn (Exophthalmus). Die Infiltration der extraokulären Augenmuskeln mit Lymphozyten, Ödem und Bindegewebe zieht Motilitätsstörungen nach sich (Doppelbilder). Am stärksten und häufigsten betroffen sind die unteren und medialen geraden Augenmuskeln (Abb. 3.4). Gefährlich für den Nervus opticus wirken sich Kompression im Orbitatrichter und Zugwirkung durch Vorverlagerung des Augapfels aus. Die entstellenden Veränderungen an den Augenlidern (Ödem, Fetteinlagerungen), Konjunktivitis, Chemosis sind einerseits Folge der entzündlichen Infiltrationen und der ödematösen Verquellung, andererseits mitverursacht durch prolabiertes vorderes Orbitagewebe, Stauungen des venösen und lymphatischen Abflusses oder eines mangelhaften bis nicht möglichen Lidschlusses (Lagophthalmus).

3.1.5.2.3. Klinisches Bild

Das Symptomenspektrum enthält Tab. 3.8. International werden trotz erheblicher Nachteile die Werner- und die NOSPECS-Klassifikationen als Anhaltspunkt zur Schweregradeinteilung der e.O. verwendet (Tab. 3.9).

- Oberlidretraktion (Dalrymple'sches Zeichen)
- Konvergenzschwäche (Möbius'sches Zeichen)
- Lidschwellungen (besonders Oberlider)
- Konjunktivitische Reizung
- Tränenlaufen
- Lichtscheu
- Chemosis
- Retrobulbäres Druckgefühl bis Stirnkopfschmerz
- Protrusio bulborum (häufig asymmetrisch)
- Verschwommensehen, Doppelbilder
- Lagophthalmus
- Corneaaffektionen bis Ulzerationen
- Gesichtsfeldeinschränkungen
- Visusminderung bis -verlust

Tab. 3.8: Symptome der endokrinen Orbitopathie.

Da die Symptomatik meist ein Mixtum aus Befunden unterschiedlicher Schweregradstufen bietet, wird der Grad der Orbitopathie von den höchstgradigen Symptomen definiert. Werden z.B. vom Patienten Doppelbilder angegeben, auch wenn Protrusio bulborum oder Weichteilreaktionen der Lider fehlen, liegt ein Schweregrad IV vor. Prognosen über den Verlauf der e.O. sind nicht möglich, weil Symptomatik, Schweregrad und Prozeßaktivität außerordentlich breit gefächert sind und Schubphasen mit spontanen Besserungen abwechseln. Nach unterschiedlicher Dauer, unterschiedlicher Schubfrequenz, unterschiedlichen Teil- oder Vollremissionen geht der Autoimmunprozeß in eine statische Phase über ("ausgebrannte" e.O.). Die e.O. beginnt meist schleichend, wobei Symptome und objektive Befunde Grad I und II nach Werner dominieren. Regelmäßig wird über die stärkere Ausprägung der Beschwerden morgens geklagt, wobei im Tagesverlauf eine Linderung eintritt. Frühe Krankheitsstadien sind durch den floriden Autoimmunprozeß mit seinen Folgen (Ödem, Raumforderung in der Orbita) geprägt. Frühe therapeutische Intervention führt zu besseren Ergebnissen als spätere Bemühungen. Wenn der aktive Autoimmunprozeß zum Stillstand gekommen ist, hinterläßt er in den seltensten Fällen Restitutio ad integrum, sondern aufgrund von Fibrosierungen mehr oder weniger ausgeprägte funktionseinschränkende Residuen. Während sich die Bindegewebsreaktionen außerhalb der knöchernen Orbita relativ gut zurückbilden können, trifft das für die Augenmuskelfunktionsstörungen und die Protrusio bulborum in kaum mehr als 10 % der Betroffenen zu.

Modifiziert nach Werner		NOSPECS-Klassifikation	
Grad I:	nicht infiltrative Lidsymptomatik (z.B. Dalrymple)	Klasse 0:	keine Zeichen oder Symptome
Grad II:	Bindegewebsbeteiligung (Lidschwellung, Konjuktivitis, Chemosis)	Klasse I:	nur Zeichen, keine Symptome (z.B. Dalrymple)
Grad III:	Exophthalmus	Klasse II:	Bindegewebsbeteiligung mit Symptomen (z.B. Konjunktivitis, Fremdkörpergefühl)
Grad IV:	Beteiligung extraokulärer Augenmuskeln (Doppelbilder)	Klasse III:	Protrusio
Grad V:	Hornhautaffektionen (Lagophthalmus mit Keratitis, Ulzera)	Klasse IV:	Beteiligung der extraokulären Augenmuskeln (z.B. Doppelbilder)
Grad VI:	Visusminderung durch Kompression/ Dehnung des N. opticus	Klasse V:	Corneabeteiligung (z.B. Keratitis, Ulzeration)
		Klasse VI:	Beteiligung des Nervus opticus (z.B. Visusminderung)

Tab. 3.9: Klinische Einteilung der endokrinen Orbitopathie nach Schweregraden.

3.1.5.2.4. Diagnostik

Neben den subtil erhobenen anamnestischen Angaben hat die Inspektion ohne und mit Hilfsmittel außerordentliche Bedeutung. Jedes Zeichen und Symptom ist akribisch zu erfassen und so exakt wie möglich zu dokumentieren, um die Basis für objektive Verlaufsbeurteilungen zu schaffen. Am besten eignet sich die Fotodokumentation (notfalls eine Skizze) zum Erfassen der Bindegewebsreaktionen der Augenlider, der Konjunktiven und ggf. der Corneae.

Neben den in Tab. 3.8 aufgelisteten Symptomen sind die orientierende Untersuchung der Bulbusmotilität in horizontaler, vertikaler und in beiden schrägen Ebenen, die Suche nach Doppelbildern mit Angaben in Winkelgraden notwendig (Fingerperimetrie). Die Lidspaltenweite in Millimetern, die Lidschlußfähigkeit und der Orbitakanten-Corneascheitel-Abstand sind zu messen. Letzeres kann mit einem Gwin up- oder einem Hertel-Ophthalmometer erfolgen. Werte von > 20 mm (obere Norm 18 mm) oder Seitendifferenzen von > 2 mm sind pathologisch. Eine orientierende Visuskontrolle macht Sinn. In jedem Fall ist die fachophthalmologische Untersuchung und Verlaufsdokumentation unerläßlich! (Tab. 3.10).

- Anamnese
- klinische Untersuchung
- Exophthalmometrie
- Visusüberprüfung
- Beurteilung der Augenvorderabschnitte (Spaltlampe)
- Motilitätsüberprüfung einschließlich Blickrichtungstonometrie (Pseudoglaukom?)
- Augenhintergrundsbeurteilung
- Gesichtsfelduntersuchung
- Messung der Tränensekretion (Schirmertest)
- Visuell evozierte Potentiale (Nervus opticus-Kompression?)

Tab. 3.10: Ophthalmologische Untersuchung.

Zur Unterlegung der Orbitopathieklassifikation benötigt man die Orbitasonographie mit Muskeldickenmessung. Die Aussage bleibt aufgrund ihrer technischen Grenzen beschränkt. Wenn die Frage nach Quantifizierung des Augenmuskelbefalls, des retrobulbären Fettkörpers und vor allen Dingen nach einer Optikuskompression oder -dehnung besteht, benötigt man ein MRT. Neben hervorragend quantifizierbaren Befunden liefert das MRT besonders in T2-Gewichtung Aussagen über die Prozeßaktivität, weil es ein Muskelödem von fettiger Degeneration und Fibrosierungen unterscheiden kann. Bei scheinbar einseitiger Ophthalmopathie ist mit Hilfe der Schnittbilddiagnostik grundsätzlich ein einseitiger raumfordernder oder maligner Prozeß auszuschließen (Tab. 3.11, Abb. 3.5).

- Maligne und benigne Tumoren des Retrobulbärraumes
- Tumoren der knöchernen Orbita
- Entzündliche Prozesse des Retrobulbärraumes (z.B. Pseudotumor, okuläre Myositis)
- Entzündliche Prozesse orbitanaher Strukturen (z.B. Nasennebenhöhlenentzündungen)
- Traumatisch und vaskulär bedingte Raumforderungen in der Orbita

Tab. 3.11: Differentialdiagnose der endokrinen Orbitopathie.

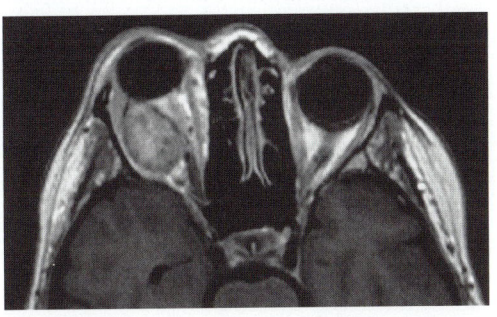

Abb. 3.5: MRT. Transversal. T1-Gewichtung. Nativ. Tumorbedingter einseitiger Exophthalmus rechts (Hämangiom).
Quelle Abbildung 3.4. und 3.5.: Institut für Diagnostische und Interventionelle Radiologie, Universität Rostock.

Der Einsatz der Somatostatinrezeptorszintigraphie zur Beurteilung der intraorbitalen Prozeßaktivität ist unverhältnismäßig kostenaufwendig und liefert keine besseren Resultate als die Schnittbilddarstellung. Morphologische Feinaussagen wie z.B. über die Muskeldicken sind nicht möglich. Darüber hinaus sind Erfolge einer entzündungshemmenden Therapie trotz negativer Octreotid-Szintigraphie beobachtet worden. Die Ursache hierfür liegt in den bisher bekannten fünf Subtypen der Somatostatinrezeptoren mit unterschiedlicher Bindungsaffinität zur jeweils verwendeten diagnostischen Substanz. Laboruntersuchungen sind in erster Linie zur Definition der Schilddrüsenfunktionslage notwendig. Die Ausscheidung von Glukosaminoglykanen im Urin bzw. die Messung im Plasma korreliert positiv mit der Prozeßaktivität der e.O., steht für Routinezwecke nicht zur Verfügung und ist relativ unspezifisch.

Das seltene prätibiale Myxödem und die extrem seltene Akropachie versucht man mit einer TSH-Rezeptorexpression von Fibroblasten im Bindegewebe der Unterschenkelhaut und des Periosts der Finger zu erklären.

3.1.5.3. Nichtimmunogene funktionelle Autonomie

3.1.5.3.1. Prävalenz

Die Hyperthyreose bei einer nichtimmunogenen Autonomie beruht auf der Fähigkeit von Schilddrüsenzellen zur autonomen, TSH-unabhängigen exzessiven Hormonproduktion. Je nach Verteilung solcher autonomer Follikel innerhalb der Schilddrüse teilt man in eine unifokale Autonomie (ca. 30 % der Fälle, Abb. 2.5, 2.7), in eine multifokale (ca. 50 %, Abb. 2.6) und in eine disseminierte Autonomie (ca. 20 %, Abb. 2.9a) ein. Während die Prävalenz der Autonomie im Jodmangelgebiet Deutschland unterhalb des 20. Lebensjahres weniger als 6 % beträgt, sind über 45 Jährige zu 2/3 und über 60 Jährige zu mindestens 80 % betroffen. Das Alter einer Jodmangelstruma und die funktionelle Autonomie sind positiv korreliert. Die wahre Häufigkeit der nichtimmunogenen Autonomie in Deutschland ist nicht bekannt. Nicht jede Autonomie führt zwangsläufig zur Hyperthyreose. In Abhängigkeit vom Gesamtvolumen und der funktionellen Aktivität des autonomen Gewebes in der Schilddrüse sowie vom individuellen Jodidangebot resultiert für den Organismus eine thyreogene Stoffwechsellage, die euthyreot, subklinisch (latent) hyperthyreot oder manifest hyperthyreot sein kann. Multifokale und disseminierte Autonomien verursachen wesentlich häufiger eine hyperthyreote Stoffwechsellage als unifokale Autonomien. Bei autonomen Gesamtvolumina von größer als 5-10 ml und einem Suppressions-TcU von ≥ 2 % ist bei ausreichender Jodversorgung die Wahrscheinlichkeit zur Hyperthyreose groß. In Jodmangelregionen dominiert die nichtimmunogene Autonomie als Hyperthyreoseursache (50-70 %) gegenüber dem Morbus Basedow (30-50 %). Beide gemeinsam umfassen etwa 95 % der Hyperthyreoseprävalenz. Insgesamt nur maximal 5 % entfallen auf andere Formen. In sehr gut jodversorgten Gebieten wie z.B. Japan oder Nordamerika kommt die nichtimmunogene Autonomie nur selten vor.

3.1.5.3.2. Ätiopathogenese

Als häufige Ursache der Autonomieentwicklung in bestimmten Thyreozyten werden aktivierende somatische Mutationen des TSH-Rezeptorgens oder des Gs-alpha-Gens vermutet. In 50-80 % der solitären und multifokalen Autonomieherde fand man solche monoklonalen Mutationen. Diese Beobachtung gilt für Jodmangelregionen. In Ländern mit normaler oder hoher Jodversorgung findet man diese Mutationen sehr selten. Dieses Verteilungsmuster der Mutationen bleibt vorerst unklar. Der mutierte TSH-Rezeptor vermittelt eine Aktivierung der Signalübertragungskette (Gs-α-Protein → Adenylatzyklase → cAMP → verstärkte Hormonsynthese). Der gleiche Effekt tritt ein "Kettenglied" später ein, wenn die Alphakette des Gs-α-Proteins verändert ist (Gs-alpha-Gen-Mutation) und nicht mehr physiologisch inaktiviert werden kann (Abb. 3.6).

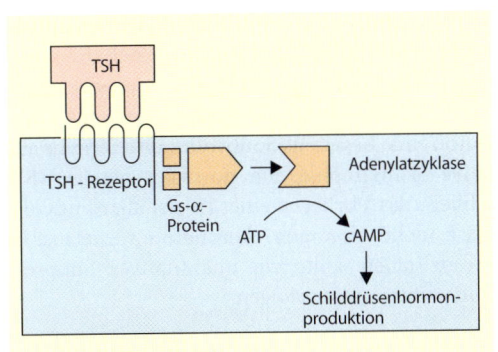

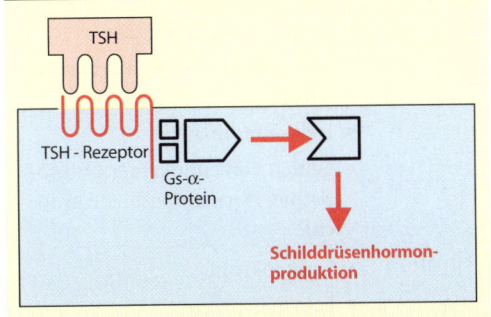

die Tochterzellen weitergegeben. Im Rahmen des lebenslangen Gewebeumbaus (Proliferation, Apoptose) entstehen Tochterfollikel, die aus Zellen unterschiedlicher funktioneller Aktivität zusammengesetzt sind ("gemischte" Follikel, "heiße" Follikel mit hoher hormoneller Aktivität, "kalte" Follikel mit geringer bis fehlender hormoneller Aktivität). Im Rahmen der Heterogenität des Wachstums der Thyreozyten werden die an sich geringfügigen Unterschiede im Proliferationsverhalten durch unphysiologische Stimuli, ganz besonders den Jodmangel (☞ Kap. 5.) akzentuiert. Dieser Prozeß ist langwierig und nimmt Jahre bis Jahrzehnte in Anspruch. Je nach Zusammensetzung der so entstandenen Follikel mit Thyreozyten unterschiedlicher funktioneller Aktivität können Knotenkröpfe mit heißen, gemischten oder kalten Knoten entstehen. Das könnte erklären, warum funktionelle Autonomien und benigne Knotenstrumen im Kindesalter eine Rarität darstellen, im höheren Lebensalter dagegen weit verbreitet sind. Welche Rolle die TSH-Rezeptor- bzw. Gs-alpha-Gen-Mutationen im Rahmen der Autonomie des Wachstums der Schilddrüsenzellen spielen, ist noch nicht klar genug. Ein Teil der auto- und parakrin gebildeten Wachstumsfaktoren (IGF1, bFGF, EGF) wird zumindest in vitro unter TSH-Einfluß vermehrt exprimiert. Die durch die aktivierenden TSH-Rezeptor-Gen- oder Gs-alpha-Gen-Mutationen ausgelöste TSH-ähnliche permanente Stimulation der Schilddrüsenzelle zur autonomen Hormonsekretion könnte auch eine Follikelhyperplasie verursachen (Abb. 3.6). Allerdings konnte das in vitro nur unter Abwesenheit von Jodid beobachtet werden. In der Autoregulation der Wachstumsprozesse stehen unter physiologischen Verhältnissen Zellproliferation und Apoptose in einem Gleichgewicht. Im Jodmangel überwiegen die Wachstumsfaktoren (☞ Kap. 5.), so daß gegenwärtig die Ursache der endemischen Struma in erster Linie im Jodmangel gesehen wird.

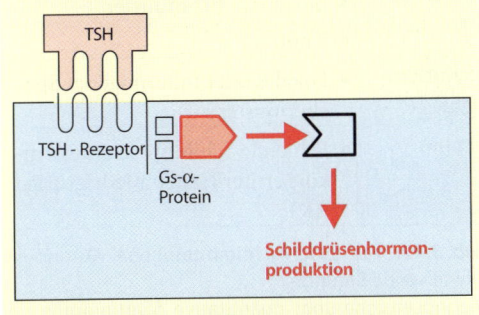

Abb. 3.6: Aktivierende Mutationen als Ursache der nichtimmogenen Schilddrüsenautonomie.

Ein über Jahre bestehender Jodmangel kann zur Proliferation funktionell autonomer Schilddrüsenzellen auch auf polyklonaler Basis führen. Die gesunde Schilddrüse besteht nicht homogen aus Parenchymzellen mit einheitlichen Eigenschaften, sondern setzt sich aus Thyreozyten mit unterschiedlicher Stoffwechsel- sowie Proliferationsaktivität zusammen. Man spricht von Heterogenität der Funktion und des Wachstums. Die wesentlichen Eigenschaften werden bei der Zellteilung an

3.1.5.3.3. Klinisches Bild und Diagnostik

Kleine, besonders unifokale nichtimmunogene Autonomievolumina bleiben lange Zeit klinisch euthyreot. Beobachtungen zeigen, daß jährlich etwa 5 % solcher Autonomien in eine hyperthyreote Stoffwechsellage übergehen, d.h. in 10 Jahren die Hälfte dieser Patienten eine manifeste Hyperthyreose entwickelt. Wenngleich für den Einzelfall nicht vorhersehbar, ist mit einer langsamen Zunahme des autonomen Volumens zu rechnen. Aus dem Stadium der Euthyreose (normales basales TSH) mündet der thyreoidale Stoffwechselzustand über das Stadium einer subklinischen (latenten) Hyperthyreose (supprimiertes TSH, euthyreote FT3- und FT4-Spiegel) in die manifeste Hyperthyreose mit den charakteristischen Symptomen und der typischen Laborkonstellation. Meist steigt der Serum-T3-Spiegel vor dem T4-Spiegel an (Abb. 3.7).

Schilddrüsengewebes ist kleiner als das Gesamtvolumen des Knotens. Deshalb eignet sich die quantitative Szintigraphie und der Suppressions-TcU zur Einschätzung der klinischen Relevanz einer Autonomie besser als Sonovolumetrie und qualitative Szintigraphie. Ein normales basales TSH schließt das Vorliegen einer (meist allerdings klinisch nicht relevanten) Autonomie nicht aus. In Zweifelsfällen sollte ein quantitatives Suppressionsszintigramm erfolgen.

Anamnese	• Alter > 50 Jahre
	• lange Strumaanamnese
	• schleichende Hyperthyreoseentwicklung
	• Jodkontamination
	• Fehlen von endokriner Orbitopathie, Dermatopathie, Akropachie
Palpation	• Knotenkropf
	• kein Schwirren
Sonographie	• Vergrößerte Schilddrüse
	• unruhiges Echomuster
	• Knoten
Szintigraphie	• Fokales oder inhomogenes Speichermuster
Labor	• Fehlende Schilddrüsenautoantikörpertiter (selten niedrigtitrige AK)

Tab. 3.12: Auf eine nichtimmunogene Autonomie hinweisende Befunde.
Diagnosensicherung: quantitative Szintigraphie vor und ggf. nach Suppression.

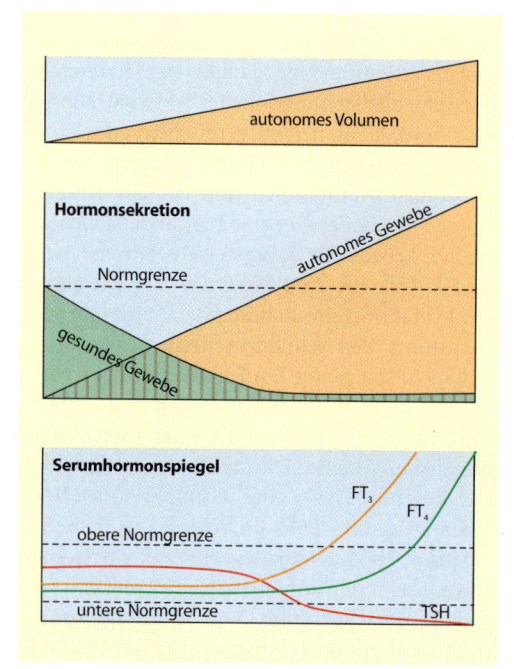

Abb. 3.7: Zusammenhang physiologischer und autonomer Schilddrüsenhormonproduktion in Abhängigkeit von der Masse autonomen Schilddrüsengewebes.

Da vorwiegend ältere Menschen von einer nichtimmunogenen Autonomie betroffen sind, dürfen oligosymptomatische Verläufe der Schilddrüsenüberfunktion nicht übersehen werden (☞ Kap. 3.1.2., Tab. 3.3). Mit zunehmendem Lebensalter, zunehmender Kropfgröße und Knotigkeit der Schilddrüse steigt die Wahrscheinlichkeit des Vorliegens einer nichtimmunogenen Autonomie. Je niedriger die Jodversorgung ist, desto größer können die Autonomievolumina sein, ohne eine manifeste Hyperthyreose auszulösen. Größere heiße Knoten weisen nicht selten liquide Degenerationen auf, d.h. die Masse des autonomen aktiven

3.1.5.3.4. Differentialdiagnostik

Die nichtimmunogene Autonomie ist nie mit einer endokrinen Orbitopathie, Dermatopathie oder Akropachie kombiniert. In der Diagnostik dieser Hyperthyreoseform hat neben den anamnestischen und klinischen Befunden sowie den Funktionsparametern das quantitative Szintigramm zentrale Bedeutung. Im Nativszintigramm können autonome Regionen als heiße Knoten erkannt werden, wenn deren Hormonsekretion bereits zur teilweisen oder kompletten Suppression des TSH geführt hat. Man bezeichnete diesen Befund früher als "szintigraphisch dekompensierte Autonomie"

3.1. Hyperthyreose

(Abb. 2.7). Kleine Autonomievolumina (Knotendurchmesser kleiner 1 cm) oder größere bei nicht ausreichendem alimentären Jodidangebot können erst im Suppressionsszintigramm demaskiert werden (☞ Kap. 2.2.3.).

Das Sonogramm dient der Volumenbestimmung, der Zuordnung von Herdbefunden zum szintigraphischen Bild und der Darstellung paranodulären Schilddrüsengewebes, wenn im Falle einer TSH-Suppression durch die Hormonproduktion des autonomen Gewebes das regulierbare (gesunde) Schilddrüsenparenchym kein Radionuklid speichert. Bei basal bereits supprimiertem TSH ist die Durchführung eines Suppressionsszintigramms unsinnig. Die Differenzierung in funktionell autonomes und nichtautonomes Gewebe ist sonographisch nicht möglich (Tab. 2.7). Am häufigsten stellen sich autonome Regionen sonographisch echoarm dar. Häufig findet man in einem Knotenkropf sowohl autonome als auch kalte Knoten. Während autonomes Gewebe extrem selten maligne entartet (< 1 %) sind gleichzeitige kalte Knoten durch FNP und Zytologie abzuklären. Das gilt auch für rasch wachsende heiße Knoten, wo Malignität nicht auszuschließen ist. Führt ein Knotenkropf zu mechanischen Komplikationen, sind die diagnostischen Maßnahmen gezielt zu erweitern (Tab. 2.5). Die disseminierte Autonomie (Abb. 2.9) ist gegenüber einer Autoimmunhyperthyreose ohne endokrine Orbitopathie, Dermatopathie oder Akropachie differentialdiagnostisch abzugrenzen. Hierzu eignet sich das Messen der TSH-Rezeptor- oder/und TPO-Antikörpertiter. In Einzelfällen kann die Differentialdiagnose offen bleiben, wenn trotz Vorliegens eines Morbus Basedow keine TSH-Rezeptor-Antikörper TPO-AK oder TG-AK nachweisbar sind (5-20 %). Diese Lücke kann heute durch den Einsatz der sensitiveren TSH-R-AK-Assays der 2. Generation weitgehend geschlossen werden.

In etwa 10 % der Hyperthyreosen findet man in derselben Schilddrüse nebeneinander sowohl eine nicht immunogene Autonomie als auch eine Autoimmunthyreopathie (Morbus Basedow). Dieser Zustand ist unter der Diagnose "Marine-Lenhart-Syndrom" bekannt.

3.1.5.3.5. Jod und Autonomie

Sehr häufig führt eine Jodkontamination zur Hyperthyreosemanifestation. Hauptauslöser sind jodhaltige Röntgenkontrastmittel, jodhaltige Haut- oder Schleimhautdesinfektionsmittel, jodhaltige Medikamente (Amiodaron!) oder Gesundheitspflegemittel (Tab. 3.13).

- Röntgenkontrastmittel
- Antiseptika/Desinfizienzien
- Atemwegstherapeutika
- Balneotherapeutika
- Geriatrika
- Leber- und Gallenwegstherapeutika
- Dermatika
- Gynäkologika
- Homöopathische Präparate
- Schilddrüsenpräparate
- Vitamin- und Mineralstoffpräparate
- Zahnpasten

Tab. 3.13: Substanzen und Medikamentengruppen* mit möglichem Jodgehalt.
*Es sind weit mehr als 250 jodhaltige Zubereitungen auf dem Markt. Im Zweifelsfall sollte man sich bei Präparaten/Substanzen der aufgelisteten Gruppen über einen möglichen Jodgehalt informieren.

Jodidmengen von täglich 100 bis (200) µg, wie sie zur Prophylaxe bzw. Therapie der Jodmangelstruma eingesetzt werden, lösen selbst bei Autonomievolumina von größer als 5-10 ml und einem Suppressions-TcU von > 2 % im allgemeinen keine Hyperthyreose aus. Im Gegensatz dazu erreichen nach Applikation einiger der genannten Jodidträger die Serumspiegel an freiem Jod den 100-1000fachen Wert. Eine Dosierung von z.B. 600 mg Amiodaron pro Tag führt dem Körper täglich etwa 20 mg ungebundenes Jod zu. Eine Jodkontamination ist am nahezu fehlenden TcU und einer Jodidurie von > 300 µg/g Kreatinin erkennbar. Bei Strumaträgern über dem 35.-40. Lebensjahr sollte vor einem Einsatz jodhaltiger Substanzen eine relevante Autonomie ausgeschlossen sein. Ist das aus Zeitgründen nicht möglich, muß die Schilddrüse zumindest bei erniedrigtem basalen TSH-Spiegel vor vermehrter Jodaufnahme geschützt werden (Perchlorat, Thionamide), weil sonst die Gefahr des Auslösens einer schwer beherrschbaren, jodinduzierten Hyperthyreose oder gar thyreotoxischen Krise besteht. Gesicherte Daten über Indikation, Dosierung und Dauer einer solchen Medikation gibt es bis heute nicht. Im allgemeinen empfiehlt man täglich

> 1 g Perchlorat in drei Einzeldosen und 20 mg Methimazol in der Zeitspanne vom Tag (spätestens zwei Stunden) vor bis 10-14 Tage nach der Jodapplikation.

Vor einer Amiodaronlangzeittherapie sollte eine Autonomie möglichst definitiv beseitigt werden (z.B. Radiojodtherapie), weil beim Amiodaron aufgrund seiner besonderen Lipophilie die extrem lange Eliminationshalbwertszeit erschwerend hinzukommt. Die Jodidüberladung des Körpers kann nach Absetzen des Präparates noch bis zu einem Jahr nachweisbar sein.

3.1.5.4. Altershyperthyreose

15-20 % aller Hyperthyreosen betreffen Menschen jenseits des 60. Lebensjahres. Zur Hälfte bis 2/3 läßt sich als Auslöser eine Jodkontamination vor wenigen Wochen, selten länger, eruieren. Das Problem liegt im Erkennen einer Altershyperthyreose, die in aller Regel mono- oder oligosymptomatisch verläuft (Tab. 3.3). Im Vordergrund steht Vorhofflimmern (70 %). Als Ausdruck einer besonderen Empfindlichkeit des Myokards gegenüber Schilddrüsenhormonen liegt bei immerhin 6-12 % der Patienten mit einer Tachyarrhythmia absoluta in der Durchschnittspopulation eine Hyperthyreose zugrunde! Weitere häufige Befunde können depressive Verstimmung, Inappetenz, Schwäche und Müdigkeit, Gewichtsabnahme, Zittern und innere Unruhe sein. Diese Symptomatik kann im höheren Alter auch anderen Ursachen als einer Hyperthyreose angelastet werden. Die Labordiagnostik zur Sicherung einer Schilddrüsenüberfunktion liefert im Senium keine so klaren Aussagen wie bei jüngeren Patienten. Infolge verminderter T4 → T3-Konversion und niedrigeren Thyroxinbedarfs im Alter liegt das Normwertniveau von FT4 und FT3 (T3) niedriger. Hinzu kommen komplexe Einflüsse wie Polymorbidität, NTI und Medikamente, die das TSH ohne Vorliegen einer Hyperthyreose absenken können. Dadurch eignet sich die alleinige basale TSH-Messung zur Suche einer Schilddrüsenfunktionsstörung in dieser Altersgruppe nicht. Viel mehr muß aus den Ergebnissen eines Arsenals von schilddrüsendiagnostischen Parametern die Diagnose gestellt werden (freie Schilddrüsenhormone, TSH, Sonogramm, quantitative Szintigraphie, Erweiterungen je nach individueller Datenlage). Gelegentlich findet man eine T4-Hyperthyreose mit normalen FT3-Spiegeln. Altershyperthyreosen laufen nicht selten unter der Laborkonstellation einer subklinischen Hyperthyreose ab, weil hochnormale Schilddrüsenhormonspiegel im Individualfall bereits eine hyperthyreote Stoffwechsellage bedeuten können. Im Zweifelsfall kann die Entscheidung über ein Therapieerfordernis nur die ex juvantibus-Gabe eines Thyreostatikums über 4-6 Wochen bringen. Grundsätzlich sollte jeder alte Mensch mit einer subklinischen Hyperthyreose, der fast regelmäßig eine nichtimmunogene Autonomie zugrunde liegt, prophylaktisch vor Jodbelastungen geschützt werden.

3.1.5.5. Seltene Hyperthyreoseformen

Eine **Hyperthyreosis factitia** ist iatrogen ausgelöst. In den meisten Fällen wurde im Rahmen einer Schilddrüsenhormonsubstitutionsbehandlung unbeabsichtigt oder durch mangelnde Kontrolle ein für den individuellen Bedarf des Patienten zu hohe Dosis verabreicht. Gelegentlich können Factitia-Symptome wenige Stunden nach oraler Einnahme von Trijodthyronin oder T3/T4-Mischpräparaten mit nennenswertem T3-Anteil infolge vorübergehender "T3-Spitzen" im Serum auftreten (Abb. 3.8).

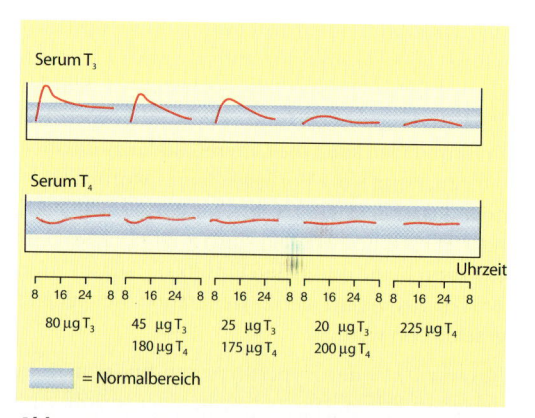

Abb. 3.8: Serum-T3- und T4-Spiegel nach oraler Gabe (nüchtern) von handelsüblichen Schilddrüsenhormonpräparaten unterschiedlicher T3- und T4-Anteile bei gesunden Probanden (idealisierte Mittelwertkurven).

Neben der klinischen Symptomatik zeigt die Laborkonstellation ein supprimiertes TSH. FT4- und FT3 (T3)-Spiegel liegen oberhalb des Normberei-

3.1. Hyperthyreose

ches. Beweisend für eine Hyperthyreosis factitia sind die zu hohen FT3 (T3)-Konzentrationen. Bei T3/T4-Kombinationspräparaten dominiert die FT3/T3-Spiegel-Erhöhung. Um passagere T3-Spitzen von einer Hyperthyreosis factitia abzugrenzen, sollte bei diesen Patienten die Blutentnahme zur Hormonanalyse frühestens 6 Stunden nach der letzten Schilddrüsenhormoneinnahme erfolgen. Niedrige bis nicht meßbare Thyreoglobulinspiegel können die Diagnose (bei vorhandenem Schilddrüsengewebe) stützen.

Jodbelastungen lösen sehr häufig bei unbekannter oder nicht beachteter relevanter nichtimmunogener Autonomie eine Hyperthyreose aus (Dosen von mehr als 200 μg Jodid) (☞ Kap. 3.1.5.3., Tab. 3.13).

Passager hyperthyreote Phasen lassen sich gelegentlich im Anfangsstadium einer **Thyreoiditis de Quervain** infolge Freisetzung präformierter Schilddrüsenhormone aus den zerstörten Follikeln in den von der Entzündung erfaßten Schilddrüsenarealen beobachten (☞ Kap. 3.3.2.2.).

Eine **Postpartum-Thyreoiditis** tritt innerhalb eines Jahres nach Entbindung auf. Ihre Prävalenz beträgt im Durchschnitt 7 % aller jungen Mütter. Innerhalb der ersten Monate kann sie von einer hyperthyreoten Funktionslage begleitet sein. Als Ursache diskutiert man eine im Rahmen der lymphozytären Autoimmunthyreoiditis erfolgende zytotoxische Follikelschädigung. Die Postpartum-Thyreoiditis verursacht im allgemeinen keine klinischen Symptome. Sie wird entweder im Rahmen einer hyperthyreoten Phase (oder später transienten Hypothyreose) oder zufällig entdeckt. Hohe TPO-AK (fakultativ TG-AK, selten TSH-R-AK) weisen den Weg. Das Schilddrüsensonogramm zeigt während der hyperthyreoten Phase in der Regel normale Textur, kann aber später im Rahmen der transienten Hypothyreose in ein homogen echoarmes Muster übergehen. Eine FNP erübrigt sich, sofern keine knotigen Strukturen, die dann meist anderer Ursache sind, vorliegen.

Eine **Hashimoto-Thyreoiditis** kann selten anfangs mit hyperthyreoten Episoden der soeben beschriebenen Ursache einhergehen. Die chronisch-lymphozytäre Thyreoiditis verursacht im Langzeitverlauf regelmäßig eine primäre Hypothyreose. In den frühen Stadien liegt häufig die hyperplastische Form (klassische Form) mit vergrößerter Schilddrüse vor. Typisch sind Beschwerdefreiheit (abgesehen von der sich entwickelnden Hypothyreose oder dem Kropf), ein weitgehend homogenes, deutlich echoarmes Sonogramm (Abb. 2.2g) und sehr hohe TPO-AK und/oder TG-AK. Eine FNP zur Diagnosesicherung erübrigt sich in den meisten Fällen. Da bei Hashimoto-Thyreoiditis gelegentlich gleichzeitig maligne Schilddrüsenveränderungen oder ein -Lymphom beobachtet wurde, ist bei entsprechendem Verdacht die Diagnostik konsequent zu erweitern.

In 6-10 % muß bei Schwangeren in der Frühgravidität mit einer **Schwangerschaftshyperthyreose** gerechnet werden. Die Ursache liegt bei diesen Patientinnen in einer abnorm hohen Freisetzung von plazentarem hCG (Serumspiegel > 50000 E/l), was aufgrund seiner TSH-ähnlichen Wirkung die Thyreozyten zur verstärkten Hormonproduktion treibt. Das endogene TSH wird dadurch supprimiert, FT3 und FT4 liegen im hyperthyreoten Bereich. Mit Absinken des hCG nach dem ersten Trimenon normalisieren sich die Schilddrüsenhormonspiegel spontan und die Patientin wird euthyreot.

Die sehr selten vorkommenden **hCG-produzierenden Tumoren (Hodentumoren, Chorionkarzinome)** können auf Grund der sehr hohen hCG-Spiegel auf dem gleichen Prinzip wie die Schwangerschaftshyperthyreosen eine Schilddrüsenüberfunktion verursachen.

Eine Hyperthyreose bei **differenzierten Schilddrüsenkarzinomen** ist eine Rarität. Selten wurden bei der histologischen Aufarbeitung in operierten Basedow-Schilddrüsenpräparaten differenzierte Karzinome gefunden.

Werden erhöhte TSH- und periphere Schilddrüsenhormonspiegel im Rahmen einer Hyperthyreose gemessen, liegt eine **sekundäre Hyperthyreose** vor. Sie kann durch ein seltenes *TSH-produzierendes Hypophysenvorderlappenadenom* oder eine *zentrale (hypophysäre) Schilddrüsenhormonresistenz* verursacht sein. Die paraneoplastische Produktion von TSH oder TSH-ähnlichen Substanzen ist extrem selten. Die Diagnostik hat sich vordergründig auf die Hypophysenregion zu konzentrieren (erhöhte α-Subunit des TSH im Serum, fehlende Stimulierbarkeit des TSH durch TRH, Hypophysenvorderlappen- und -hinterlappenfunktion, Lokalbefund, Entscheidungsfindung des optimalen therapeutischen Vorgehens). Das Ziel liegt in der kausalen Beseitigung der sekundären Hyperthyreose, begleitender anderer HVL-Hormonexzesse, des Lokalbefundes und ggf. in der Substitution verlorengegangener hypophysärer Funktionen.

Eine **Schilddrüsenhormonresistenz** wird selten beobachtet. Bislang sind reichlich 200 Fälle weltweit mitgeteilt worden. Ursächlich konnte man Mutationen im T3-Rezeptor-β1-Gen nachweisen, die zu einer zentralen (hypophysären) oder generalisierten Hormonresistenz führt. Der Erbgang dieser Punktmutationen ist vorwiegend autosomal dominant, seltener autosomal rezessiv. Die zentrale Resistenz geht regelmäßig mit einer Hyperthyreose, hohem TSH und konsekutiv erhöhten peripheren freien Hormonspiegeln einher. Hier muß die Abgrenzung zum TSH-om des HVL erfolgen.

Die generalisierte Schilddrüsenhormonresistenz fällt im Kindesalter durch schwere geistige und somatische Entwicklungsstörungen oder eine abnorme Aktivität auf.

Im Erwachsenenalter dominieren inapparente Formen. Typisch sind eine Struma, zu hohe FT4- und FT3-Spiegel bei inadäquat normalem oder erhöhten TSH und klinisch eine Euthyreose. Strumektomien, Rezidivstrumen, Radiojodtherapien prägen die Krankengeschichte der Patienten. Die beschriebene Hormonkonstellation blieb unbeeinflußt. Durch die heute sensitivere Schilddrüsendiagnostik und die Möglichkeit zum Mutationsnachweis werden vermutlich zukünftig mehr Schilddrüsenhormonresistenz-Syndrome diagnostiziert werden.

Im Falle der sehr seltenen familiär gehäuften nichtimmunogenen Hyperthyreose oder einer Neugeborenenhyperthyreose mit diffuser Struma könnte eine **Keimbahnmutation des TSH-Rezeptors** ursächlich verantwortlich sein, die durch eine molekulargenetische Untersuchung diagnostisch gesichert werden kann.

3.1.6. Therapie der Hyperthyreose

Das Therapieziel gilt für alle Hyperthyreoseformen gleichermaßen: Beseitigung der hyperthyreoten Stoffwechsellage und das Erreichen von stabiler, dauerhafter Euthyreose. Die Taktik zeigt zwangsläufig Unterschiede, weil sich die therapeutischen Bemühungen, soweit dies möglich ist, auf die Ursachenbeseitigung fokussieren.

3.1.6.1. Autoimmunhyperthyreose (Morbus Basedow)

Eine kausale Therapie des immunogenen Grundprozesses gibt es bis heute nicht. Die zur Verfügung stehenden Verfahren können lediglich symptomatisch den Hormonexzeß, die Hyperthyreose, beherrschen und haben keinen Einfluß auf den natürlichen Verlauf der Erkrankung.

Therapieverfahren:
- ▶ Thyreostatische Therapie
- ▶ Radiojodtherapie
- ▶ Subtotale Thyreoidektomie

3.1.6.1.1. Thyreostatische Therapie

Der Morbus Basedow neigt prinzipiell zur Spontanremission der Autoimmunthyreopathie und damit zur Euthyreose. Es existieren keine verläßlichen prädiktiven Marker für die Voraussage des natürlichen Krankheitsverlaufes und den Eintritt einer Remission. Man kennt grob drei Verlaufsvarianten des Morbus Basedow: Ein- bis zweimaliger Schub mit vollständiger Remission; häufige Schübe mit unterschiedlich langen rezidivfreien Intervallen sowie persistierender oder rasch rezidivierender Verlauf (Abb. 3.9). Im Durchschnitt rezidiviert die Autoimmunhyperthyreose nach suffizienter Therapie zu 50 %.

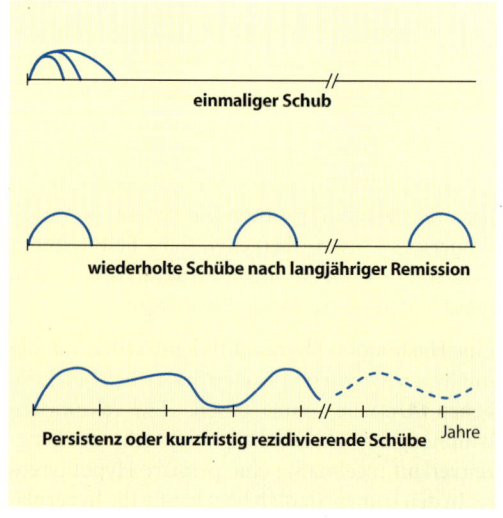

Abb. 3.9: Verlaufsvarianten des Morbus Basedow.

3.1. Hyperthyreose

Indikation und Therapiedauer

Aus der klinischen Erfahrung und aus zahlreichen Verlaufs- und Therapiestudien des Morbus Basedow gilt gegenwärtig eine thyreostatische Therapiedauer von 1-2 Jahren als optimal. Kürzere Behandlungszeiten als ein Jahr waren mit der Häufigkeit von Frührezidiven (Hyperthyreoserezidiv innerhalb eines Jahres nach Absetzen des Thyreostatikums) korreliert. Behandlungszeiten von wesentlich länger als zwei Jahren senkten nicht die Rezidivraten, weder die der Früh- noch die der Spätrezidive (Abb. 3.10). Zur optimalen Behandlungsdauer gibt es bisher keine validen Daten. Gegenwärtig läuft in Deutschland eine prospektive randomisierte Multizenterstudie, die diese Frage beantworten soll. Während man früher aufgrund von Indizien aus experimentellen in-vitro-Studien glaubte, mit höheren Thyreostatikadosen den intrathyreoidalen Immunprozeß (Lymphozyten) beeinflussen zu können, gilt diese Hypothese heute als widerlegt. Hohe Thyreostatikadosen haben keinen Einfluß auf Verlauf und Prognose des Morbus Basedow, steigern aber die Nebenwirkungsrate.

Basedow-Patienten mit einem Lebensalter von mehr als 40 Jahren, mit einem Schilddrüsenvolumen von kleiner als 40 ml und TSH-R-AK-Titern von kleiner als 30 IE/l (konventioneller Assay) scheinen nach thyreostatischer Therapie seltener zu rezidivieren. Ein supprimiertes TSH vier bis sechs Wochen nach Beendigung der thyreostatischen Therapiephase weist auf eine Persistenz oder ein Frührezidiv der Basedow-Hyperthyreose hin.

Heute gilt in Deutschland, den meisten europäischen Ländern und in Japan die thyreostatische Therapie bei der Erstmanifestation einer Autoimmunhyperthyreose als Mittel der ersten Wahl (Tab. 3.14).

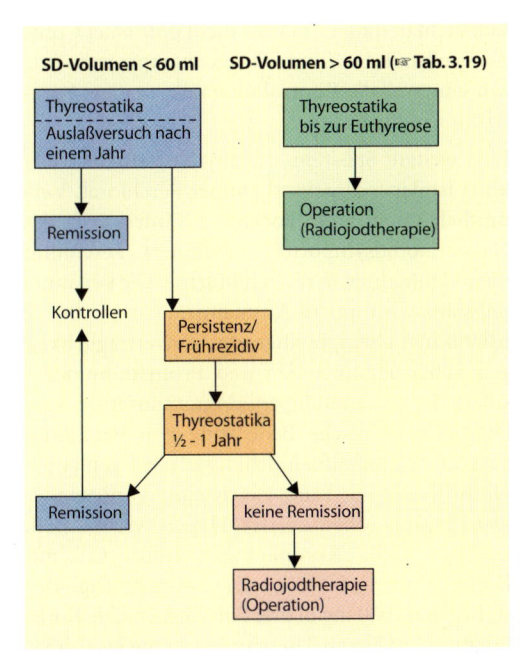

Abb. 3.10: Therapie der Autoimmunhyperthyreose (M. Basedow).

Indikationen
• Erstmanifestation eines Morbus Basedow
• Therapie der ersten Wahl bei kindlicher Hyperthyreose
• Initialtherapie (Herstellen von Euthyreose) vor definitiver Therapie der Hyperthyreose bei nichtimmunogener Autonomie
• Hyperthyreose in der Schwangerschaft (Kombination mit Levothyroxin oder Trijodthyronin streng verboten!)
• Herstellen von Euthyreose bei geplanter Operation der Schilddrüse oder schilddrüsenferner Organe bei manifester Hyperthyreose
• Thyreotoxische Krise
Kontraindikationen
• Bekannte schwerwiegende Thyreostatikaunverträglichkeit
• Knochenmarkdepression
• Cholestase
• Floride Hepatitis
• Hyperthyreote Episode bei de Quervain-Thyreoiditis
Keine oder nur bedingte Indikation zur Langzeittherapie
• Mangelhafte Compliance
• Sehr große und Knotenkröpfe mit mechanischen Komplikationen
• Ältere Patienten
• Nichtimmunogene Autonomie
• Marine-Lenhart-Syndrom (Autoimmunhyperthyreose und nichtimmunogene Autonomie innerhalb derselben Schilddrüse)

Tab. 3.14: Thyreostatische Therapie.

Monotherapie oder Kombinationstherapie

Man bevorzugt die niedrig dosierte Monotherapie mit einem Thioharnstoffderivat. Verfügbare Substanzen sind die Thionamide Thiamazol/Methimazol, Carbimazol und das Thiouracil Propylthiouracil (Tab. 3.15).

Substanz	Initialdosis [mg/d]	Erhaltungsdosis [mg/d]
Thiamazol/Methimazol	10-30	2,5 - 10
Carbimazol	15-45	5 - 15
Propylthiouracil	150-400	50 - 200
Perchlorat*	1200-2000	100 - 400

Tab. 3.15: Thyreostatika-Richtdosen unter den Bedingungen eines moderaten Jodmangels.
Anmerkung: Die Dosierungen hängen ab vom individuellen Ansprechen, vom Jodgehalt der Schilddrüse und vom Therapieregime (Monotherapie oder Kombinationstherapie).
* Nur in Ausnahmefällen wie z.B. Unverträglichkeit gegenüber Thiamazol und Propylthiouracil.

Carbimazol wird innerhalb von etwa 5 Minuten durch Abspaltung der Carbäthoxy-Gruppe enzymatisch zu Methimazol umgebaut. Carbimazol kann deshalb als Prodrug für Methimazol aufgefaßt werden, was in der Dosierung berücksichtigt werden muß. Das Äquivalenzdosisverhältnis von Carbimazol : Methimazol beträgt 3:2. Methimazol wird rasch und vollständig resorbiert und erreicht nach 24 Stunden im Schilddrüsengewebe pharmakologisch wirksame Spiegel. Aufgrund der langen Gewebehalbwertszeit ist die einmal tägliche Gabe des Medikamentes ausreichend. Propylthiouracil hat eine kürzere Gewebehalbwertszeit und muß deshalb zweimal täglich appliziert werden. Thionamide und Thiouracil sind Jodisationshemmer.

Über eine dosisabhängige Minderung der Jodierung von Thyrosin erfolgt eine Bremsung der Schilddrüsenhormonsynthese im Thyreoglobulinverband. Die Abspaltung bereits präformierter Schilddrüsenhormone vom Thyreoglobulin (Schilddrüsenhormoninkretion) bleibt unbeeinflußt. Da Thionamide bzw. Thiouracile mit Jodid um die Schilddrüsenperoxydase konkurrieren, hängen die Initial- und Erhaltungsdosen vom Jodgehalt des Schilddrüsengewebes ab. Die Behandlung einer Hyperthyreose bei Jodmangel erfordert deshalb wesentlich niedrigere Dosen als die einer jodinduzierten Schilddrüsenüberfunktion. Bei letzterer können tägliche Mengen von weit mehr als 200 mg Methimazoläquivalent benötigt werden. Im allgemeinen reichen Startdosen um 20-30 mg Methimazol aus. Nach Erreichen von Euthyreose innerhalb von 2-6 Wochen reduziert man schrittweise auf eine Erhaltungsdosis von 2,5 mg alle 2 Tage bis 10 mg täglich. Die Dosierung erfolgt individuell und orientiert sich an der Aufrechterhaltung des euthyreoten Stoffwechsels. Prinzipiell kann das Thyreostatikum auch mit Thyroxin kombiniert werden (Kombinationstherapie). Hierbei bremsen höhere Thyreostatikadosen (5-10 mg Methimazoläquivalent) die Hormonsynthese stärker als bei niedrig dosierter Monotherapie, was die gleichzeitige Substitution mit Thyroxin erfordert (25-100 µg). Das Thyroxin wirkt einem TSH-Anstieg mit folgender Strumaentwicklung durch Follikelhypertrophie und einer Unterfunktionslage bei unbeabsichtigter Überdosierung des Thyreostatikums entgegen. Strategische Vorteile hat diese Therapieform nicht. Die Annahme einer geringeren Rezidivrate nach Kombinationstherapie hat sich nicht bestätigt. Im Falle nicht optimaler Compliance kann die Kombinationstherapie von Nutzen sein, weil die Kontrollintervalle weniger kurzfristig sein dürfen.

Eine weitere Substanz mit thyreostatischer Wirkung ist der Jodionationshemmer Perchlorat. Vermutlich durch eine Blockade ("Einfrieren") des Natriumjodidsymporters verhindert Perchlorat die Jodaufnahme in die Schilddrüse. Die genannte Substanz wird nur in Ausnahmefällen zur thyreostatischen Therapie eingesetzt (Unverträglichkeit gegenüber Thionamiden und Propylthiouracil - sofern keine Granulopenie/Agranulozytose vorliegt). Die klinische Bedeutung von Perchlorat liegt in der Jodaufnahmeblockade bei geplanten "Jodstößen" im Falle gleichzeitig vorliegender subklinischer oder overter Hyperthyreose (z.B. unumgängliche Koronarangiographie, CT mit Kontrastmittelgabe usw.). Die optimale Tagesdosis liegt bei 1000 mg in drei Einzelgaben. Die Kombination mit einem Thionamid (20 mg Methimazol) ist sinnvoll. Die Diskussion über den Sicherheitsgrad der Jodaufnahmeblockade und damit über Wirksamkeit und Nutzen dieser prophylakti-

Nebenwirkungen

Nebenwirkungen und Kontraindikationen der thyreostatischen Therapie zeigen Tab. 3.14 und 3.16. Die gefürchtete Granulopenie/Agranulozytose tritt glücklicherweise nur selten (0,05-0,2 %) und meist innerhalb der ersten 6-12 Behandlungswochen auf. Noch wichtiger als die im genannten Zeitraum ein- bis zweimal wöchentlichen Leukozytenkontrollen ist die Instruktion des Patienten, sich bei Zeichen einer Stomatitis, Angina, bei Halsschmerzen oder Temperaturerhöhung sofort beim Arzt vorzustellen, um so frühzeitig wie möglich eine Knochenmarkdepression zu erfassen. In einem solchen Fall ist die thyreostatische Therapie sofort zu beenden und eine definitive Therapie der Hyperthyreose anzustreben. Der Einsatz von G-CSF hat sich zur Beschleunigung des Wiederanstiegs der Granulozytenzahl bewährt. Die harmloseren Thyreostatikanebenwirkungen (Hautreaktionen, Arthralgien, Dysgeusien, Haarausfall u.a.) sind dosisabhängig. Meist genügt eine Dosisreduktion oder das Umstellen von Methimazol/Carbimazol auf Propylthiouracil (Tab. 3.16).

Kontrollen

Neben dem Monitoring hinsichtlich möglicher Nebenwirkungen kontrolliert man bis zum Eintreten der Euthyreose zunächst in 2-3wöchigen Abständen den klinischen Befund und die peripheren Hormonspiegel (z.B. FT3 und FT4). Danach reichen 3monatige Kontrollintervalle aus. TSH-Messungen sind bestenfalls in halbjährigen Abständen erforderlich. Bei Hinweisen auf eine mögliche zu hohe Thyreostatikadosis (Spannungsgefühl im Schilddrüsenbereich, Zunahme des Halsumfanges) sind TSH-Bestimmung und Schilddrüsensonographie ratsam. Eine "Übertherapie" birgt zudem überzufallshäufig das Risiko der Verschlechterung einer begleitenden endokrinen Orbitopathie. Serumkontrollen der TSH-R-AK liefern keine validen Informationen über Verlauf und Prognose des Morbus Basedow, das gilt auch für die Assays unter Verwendung von rhTSH-Rezeptoren. Ein normaler TSH-Spiegel ca. vier Wochen nach Beendigung der thyreostatischen Therapie signalisiert eine günstige Prognose hinsichtlich eines Rezidivs.

Wenngleich die Schilddrüsenhormonsynthese durch Thyreostatika rasch blockiert wird, bildet sich die hyperthyreote Symptomatik entsprechend der Halbwertszeiten von T4 und T3 nur langsam zurück, weil die sezernierten und rezeptorgebundenen Hormone erst abgebaut und eliminiert werden müssen. Während dieser Zeit bewährt sich die Betablockergabe (am besten mit nicht selektiven Betablockern) zur Minderung der durch die Schilddrüsenhormone verursachten adrenergen Symptomatik.

Regelmäßige Verlaufskontrollen sind notwendig, um ungewollte Übertherapiephasen zu vermei-

• Hautreaktionen	dosisabhängig	
Exanthem, Urtikaria, Purpura, Pruritus, Erythema nodosum	< 10 mg Methimazoläquivalent >> 10 mg Methimazoläquivalent	< 10 % 10-30 %
Haarausfall		
• Arthralgie/Myalgie		
• Kopfschmerz		
• Dysgeusie		
• Übelkeit, Erbrechen		
• Granulopenie/Agranulozytose	nicht streng dosisabhängig	sehr selten (0,05-0,2 %)
• Cholestase	nicht streng dosisabhängig	sehr selten
• Toxische Hepatitis		
• Vaskulitis		
• LEV-ähnliche Bilder		
• Sonstige		

Tab. 3.16: Nebenwirkungen der thyreostatischen Therapie.

den. Der damit verbundene TSH-Anstieg führt zur Hypertrophie der Schilddrüse, die durch Dosisreduktion des Thyreostatikums oder gleichzeitige Thyroxinsubstitution korrigiert werden muß. In besonderen Fällen kann sich eine Langzeittherapie erforderlich machen. Dies trifft zu für sehr alte oder polymorbide Menschen mit geringer Restlebenserwartung, wo trotz Indikation eine definitive Behandlung (Radiojodtherapie oder Operation) nicht möglich ist, oder wenn Patienten kategorisch eines der genannten Therapieverfahren ablehnen.

Ein seltenes Ereignis stellt die **Basedow-Hyperthyreose während der Schwangerschaft** dar. Hier gibt es einige Besonderheiten zu beachten. Die verbesserte Immuntoleranz während der Gravidität mitigiert den Hyperthyreoseverlauf bei etwa ¾ der Frauen. Eine unbehandelte Hyperthyreose führt zu einer erhöhten Abort-, Frühgeburten-, Totgeburten- und Mißbildungsrate. Thionamide sind placentagängig. Um eine intrauterinkindliche Hypothyreose strengstens zu vermeiden, sind die Thionamiddosen so zu wählen, daß die mütterliche Stoffwechsellage auf den Grenzbereich zwischen Euthyreose und Hyperthyreose adjustiert wird. Die durchschnittlich erforderlichen Tagesdosen liegen sehr niedrig (meist nicht höher als 1,25-2,5 mg Methimazoläquivalent). Sorgfältige engmaschige Kontrollen des thyreoidalen Funktionszustandes und enge Kooperation mit dem Geburtshelfer sind unumgänglich. Teratogene Schäden der thyreostatischen Therapie unter den genannten Kautelen sind nicht bekannt. Eine Kombinationstherapie Thionamid/Thyroxin ist streng kontraindiziert! (Thionamide passieren ungehindert die Placentaschranke; Thyroxin permeiert extrem gering; trotz Euthyreose der Mutter wäre eine fetale Hypothyreose die Folge, besonders bei Methimazoldosen von größer als 7,5 mg). Obwohl geringe Thionamidmengen in die Muttermilch übergehen, ist ihre Konzentration bei Tagesdosen bis maximal 15-20 mg Methimazol bzw. 150-200 mg Propylthiouracil so gering, daß sie für den Säugling unbedenklich sind. Im allgemeinen liegen die benötigten Dosen jedoch deutlich niedriger.

3.1.6.1.2. Radiojodtherapie

Die Radiojodtherapie mit dem Isotop I-131 gehört zu den definitiven Behandlungsverfahren einer Hyperthyreose (Tab. 3.17). Ihre Wirkung entfaltet sie ausschließlich im Zielorgan der Schilddrüse. Der sehr kleine Radius der Betastrahlung (im Mittel 0,5 mm, maximal 2,8 mm) ermöglicht hochselektiv eine Radiolyse der aktiven jodaviden Schilddrüsenzellen, während umliegendes Gewebe und der Gesamtorganismus einer nur sehr geringen Strahlenbelastung ausgesetzt ist. Nebenwirkungen nach Radiojodgabe sind äußerst gering. Aufgrund der Strahlenschutzgesetzgebung darf die Radiojodtherapie in Deutschland nur in hierfür zugelassenen Einrichtungen und stationär durchgeführt werden.

Indikationen
• Rezidivhyperthyreose nach thyreostatischer Therapie ohne und mit Struma
• Unverträglichkeit von Thyreostatika
• Rezidivhyperthyreose nach Strumaresektion
• Kontraindikationen oder Ablehnung einer an sich operationspflichtigen Schilddrüse
Kontraindikationen
• Schwangerschaft
• Laktation
• Schwere Hyperthyreose ohne thyreostatische Vorbehandlung
• Kinderwunsch innerhalb der ersten sechs bis zwölf Monate nach der Nuklidapplikation
Relative Kontraindikationen
• Strumen > 60 ml
• Strumen mit deutlichen mechanischen Komplikationen
• Gleichzeitiges Vorhandensein kalter Knoten und Malignomverdacht
• Kinder und Jugendliche

Tab. 3.17: Radiojodtherapie.

Die I-131-Therapie hat sich seit 1946 weltweit hervorragend bewährt. Während in den USA mehr als ¾ aller Basedow-Patienten, auch Kinder, primär mit Radiojod behandelt werden, wird diese Therapieform in Deutschland erst nach dem ersten Hyperthyreoserezidiv oder bei Persistenz in der Regel nach 1-2jähriger thyreostatischer Therapie oder bei Thyreostatikaunverträglichkeit eingesetzt. Eine weitere Indikation besteht bei an sich operationspflichtiger Schilddrüse, wenn ein zu großes Operationsrisiko oder Ablehnung der Operation durch den Patienten vorliegt. Die Patienten sollten nicht jünger als 20 Jahre alt sein. Bei fertilen Frauen muß eine Schwangerschaft ausgeschlossen sein. Die Gefahr des Auslösens einer thyreotoxischen Krise durch I-131-Behandlung ist gering. Bei klinisch schwerer Hyperthyreose eliminiert eine thyreostatische Vorbehandlung bis zur stabilen Euthyreose das Krisenrisiko. Da eine laufende Thyreostatikagabe den Therapieerfolg beeinträchtigen kann (Verkürzung der effektiven Halbwertszeit), sollten Methimazol(äquivalenz)dosen von täglich 10 mg vier Wochen vor der I-131-Gabe möglichst nicht überschritten werden. Kann auf das Thyreostatikum vor der Radiojodtherapie nicht verzichtet werden, muß mit höheren Radionukliddosen oder späterer Wiederholung der Radiojodapplikation gerechnet werden. Im allgemeinen besteht das Therapieziel im Erzeugen von Euthyreose nach einer einmaligen Behandlung mit einer Organenergiedosis von 150-200 Gy. In 80 % gelingt damit die Beseitigung der Hyperthyreose. 20 % benötigen mindestens eine zweite Radiojodgabe. Da der Therapieerfolg erst nach zwei bis maximal sechs Monaten eintritt, ist in den meisten Fällen eine thyreostatische Intervalltherapie in absteigender Dosierung notwendig. In einem bestimmten Prozentsatz (bis zu 50 %) läßt sich eine posttherapeutische Hypothyreose dennoch nicht vermeiden. Deshalb sind posttherapeutisch zunächst nach sechs Wochen, drei Monaten und später in ½ - 1jährigen Abständen Schilddrüsenfunktionskontrollen (TSH, FT4) erforderlich, um ggf. rechtzeitig mit Levothyroxin zu substituieren.

Bei Patienten mit hoher Rezidivwahrscheinlichkeit (großes Schilddrüsenvolumen, Alter unter 40 Jahre, hohe TSH-R-AK-Titer, hoher TcU) strebt man die sichere Beseitigung der Hyperthyreose mit hohen Organenergiedosen (etwa 300 Gy) an. Dabei wird eine posttherapeutische Hypothyreoserate von 90-100 % in Kauf genommen.

In Ländern mit geringer Bevölkerungsdichte ist die Radiojodtherapie ambulant erlaubt. Dort zielt man mit niedrigen Organenergiedosen auf die Beseitigung der Hyperthyreose mit möglichst geringem Hypothyreoserisiko ab. Allerdings sind hierfür nicht selten mehrere Therapiesitzungen, gewissermaßen eine "Titration" notwendig. Ob dieser Weg günstiger ist, wird neuerdings angezweifelt, weil die therapeutische Effektivität einer wiederholten I-131-Applikation sinkt. Bei Patienten mit einer hohen Rezidivwahrscheinlichkeit könnte die primäre Radiojodtherapie eine kostengünstige Alternative zum bisherigen Vorgehen darstellen.

In vergangenen Jahren berichtete man über eine überzufallshäufige Verschlechterung oder die klinische Manifestation einer basedowassoziierten endokrinen Orbitopathie im Gefolge der Radiojodtherapie. Eine prophylaktische Glukokortikoidstoßtherapie scheint das verhindern oder zumindest günstig beeinflussen zu können. Ergebnisse prospektiver Untersuchungen hierüber lagen jedoch nicht vor. Eine prospektive Studie aus 2001 widerlegt diese Annahme, sofern streng auf das Einhalten einer euthyreoten Stoffwechsellage geachtet wird.. Das deckt sich mit der Erfahrung zahlreicher auf diesem Gebiet tätiger Klinker.

3.1.6.1.3. Operative Therapie

Die operative Therapie hat definierte Indikationen (Tab. 3.18).

- Schilddrüsenvolumen > 60 ml
- Mechanische Komplikationen
- Vorhandensein kalter bzw. malignomverdächtiger Knoten
- Rezidivhyperthyreose nach thyreostatischer Primärtherapie mit großem Schilddrüsenvolumen
- Kontraindikationen zur Radiojodtherapie (Schwangerschaft, Kinder)
- Schwerwiegende Nebenwirkungen der thyreostatischen Therapie
- Thyreostatisch kaum beeinflußbare jodinduzierte Hyperthyreose
- Thyreotoxische Krise ohne Besserung unter konservativer Therapie innerhalb von 48 Stunden *

Tab. 3.18: Indikationen zur operativen Therapie der Basedow-Hyperthyreose.
* Siehe Kap. thyreotoxische Krise.

Sie beseitigt am zuverlässigsten und schnellsten die Hyperthyreose. Abgesehen vom allgemeinen Operationsrisiko treten in Abhängigkeit von der "Radikalität" der Schilddrüsenverkleinerung in erfahrenen Zentren postoperative Recurrensparesen bzw. permanenter Hypoparathyreoidismus in je 1-3 % auf. Mit Hilfe moderner Operationstechniken und intraoperativer Neurostimulation der Recurrentes konnte die Komplikationsrate weiter minimiert werden.

Verschiedene Operationsvarianten haben sich etabliert:

▶ Subtotale Resektion mit beidseitigen Resten
▶ Hemithyreoidektomie mit unilateralem Schilddrüsenrest
▶ near-total-Thyreoidektomie
▶ komplette Thyreoidektomie

Je ausgedehnter der Resektionsgrad ist, desto höher liegt die o.g. Komplikationsgefahr. Aktuell gilt ein in situ belassenes Schilddrüsenrestvolumen von 2 bis maximal 4 ml als optimal. Dabei liegt die Rezidivrate der Basedow-Hyperthyreose kleiner als 5 %. Der Preis solcher Therapiesicherheit besteht fast regelmäßig in einer lebenslangen Thyroxinsubstitution. Ob eine Thyreoidektomie oder eine near-total-Resektion mit anschließender Radiojodelimination der Schilddrüsenreste zum Zweck der Minimierung/Beseitigung des Schilddrüsengewebes als Antigenpool eine höhergradige begleitende endokrine Orbitopathie günstiger beeinflußt als bei "konventionellem" Resektionsausmaß, ist bis heute nicht geklärt. Die diesbezüglichen Untersuchungen zeigten sich widersprechende Ergebnisse.

Grundsätzlich gilt vor jedem operativen Eingriff das Herstellen einer euthyreoten Stoffwechsellage mittels Thyreostatika. Macht sich im Zustand der unbehandelten Hyperthyreose ein rascher operativer Eingriff notwendig (auch schilddrüsenferne Operationen), schafft die 10-14tägige hochdosierte Thyreostatikagabe (z.B. täglich 40 mg Methimazol) ggf. intravenös ausreichende Sicherheit. Die sogenannte "Plummerung" ist für den Regelfall obsolet. Manche Chirurgen wünschen eine solche Vorbereitung, weil das Schilddrüsengewebe unter hohen Joddosen eine Reduktion der Durchblutung und eine Konsistenzvermehrung mit der Folge einer besseren Präparierbarkeit erfährt. Das Erzielen eines Sekretionsstops von Schilddrüsenhormonen durch exogene Jodgaben für 5-7 Tage vor der geplanten Operation (Wolff-Chaikoff-Effekt) kann vonnöten sein, wenn Thyreostatikaunverträglichkeiten vorliegen (Dosierung 5-10 mg Jodid/d). Die Jodidgabe darf keineswegs länger als 10-12 Tage durchgeführt werden, weil dann die Gefahr eines Escape-Phänomens und Entgleisung in eine thyreotoxische Krise droht.

Nur selten besteht bei einem Morbus Basedow während der Gravidität die Indikation zur Operation (Thyreostatikaunverträglichkeit, hohe Thyreostatikadosen, große Struma mit mechanischen Komplikationen, schwere Hyperthyreose mit Krisengefahr). Der günstigste Operationszeitraum liegt im 2. Trimenon.

3.1.6.2. Endokrine Orbitopathie

So komplex die Pathomechanismen der endokrinen Orbitopathie (e.O.) sind und im einzelnen nicht ausreichende Klarheit über die pathogenetischen Zusammenhänge besteht, so schwierig gestaltet sich auch die Therapie. Es gibt bis heute keine Behandlungsform, die das gewünschte Ergebnis berechenbar voraussagen läßt. Der klinische Schweregrad der e.O. ist ausgesprochen breit gefächert, geprägt von spontanen Besserungen oder Schüben, so daß sich die Behandlungsresultate nicht befriedigend quantifizieren und vergleichen lassen. Die e.O. bleibt aus therapeutischer Sicht eine crux medicorum.

Aufgrund möglicher Zusammenhänge zwischen den intrathyreoidalen und intraorbitalen Autoimmunprozessen (☞ Kap. 3.1.5.2.) gilt als erster Schritt das Herstellen von stabiler Euthyreose. Ganz besonders müssen Übertherapiephasen, die zu einem TSH-Anstieg führen, vermieden werden, weil vermutlich TSH die Antigenpräsentation auf den Targetzellen (Thyreozyten, Orbitafibroblasten, Adipozyten) begünstigt. Glücklicherweise sind etwa 2/3 der Basedowpatienten nur von einer geringen oder subklinischen Orbitabeteiligung betroffen, die eine gute Prognose aufweist. Therapeutische Probleme bereiten am häufigsten die höhergradigen Orbitopathien mit Augenmuskelbeteiligung, Corneaveränderungen infolge Lagophthalmus und besonders solche mit einer Nervus opticus-Kompression. Sie erfordern die enge Zusammenarbeit zwischen dem Endokrinologen, einem sachkundigen Ophthalmologen sowie je nach Situation mit weiteren Fachgebieten. Seit Jahrzehnten wird die Frage kontrovers diskutiert, ob eine drastische Reduktion des Schilddrüsegewebes (Verringerung des Antigenpools) einen günstigen Effekt auf den e.O.-Verlauf hat. Eine klare Antwort gibt es bis heute nicht.

3.1.6.2.1. Sicherung von Euthyreose und adjuvante Maßnahmen

Geringfügige Weichteilreaktionen ohne Doppelbilder, ohne Lagophthalmus und ohne Nervus opticus-Bedrohung lassen sich häufig allein im Rahmen der Beseitigung der Hyperthyreose unabhängig vom Therapieregime bessern. Unterstützend zur thyreostatischen Therapie können im Erfordernisfall eingesetzt werden: getönte Brille bei Photophobie, künstliche Tränen sowie Augensalben zur Nacht bei Konjunktivitis sicca, Diuretika und Hochlagerung des Kopfes im Schlaf bei Lidödemen. Treten Doppelbilder auf, gilt zunächst der Versuch des Ausgleichs mit Prismengläsern.

3.1.6.2.2. Kortikoidtherapie

Reichen die genannten Maßnahmen nicht aus, schließt sich ein Kortikoidstoß unter Beachtung der Kontraindikationen an. Das gilt für hartnäckigere Verläufe und höhergradige Orbitopathien. Man startet mit 40-80 mg Prednisolonäquivalent täglich und reduziert die Dosis schrittweise bis hin zum Ausschleichen. Die Gesamttherapiedauer beträgt etwa 8-12 Wochen. Bei schwereren Krankheitsbildern hofft man zunächst auf die Wirkung eines höher dosierten Kortikoidstoßes (Startdosis 1 mg/kg Körpermasse bzw. 60-100 mg). In Ausnahmefällen können anfangs Prednisolonäquivalenzdosen von täglich bis zu 1000 mg über 3 Tage intravenös eingesetzt werden. Der Kortikoidstoß wird in der Regel wenigstens über 12 Wochen geführt. In manchen Fällen macht sich die längerfristige Gabe von 10-20 mg Prednisolonäquivalent täglich oder intermittierend erforderlich, um das Therapieresultat zu halten.

3.1.6.2.3. Retrobulbärbestrahlung

Brachte der Kortikoidstoß keine oder nur marginale Ergebnisse, sollte eine Retrobulärbestrahlung mit 10-20 Gy Gesamtherddosis in 10 Einzelsitzungen angeschlossen werden. Trotz geringer Nebenwirkungen kann die Gefahr von Linsen- und Retinabelastung durch Streustrahlung nicht ganz ausgeschlossen werden. Die Orbitaspitzenbestrahlung gilt bei Diabetikern mit einer Retinopathie als kontraindiziert. Ob die alleinige Kortikoidstoßtherapie, Retrobulbärbestrahlung oder ihre Kombination gleichzeitig oder als Sequenztherapie Vorteile bringt, ist nicht beantwortbar. Welchen Effekt die Strahlentherapie überhaupt hat, ist bis heute umstritten. Die zwei wichtigsten prospektiven randomisierten doppelblinden Studien hierüber erbrachten widersprüchliche Ergebnisse. Während die ältere Studie (1993) statistisch nicht differente positive Therapieresultate entweder durch Kortikoide oder durch Bestrahlung zeigte, fand die jüngere (1999) keinen Effekt der Radiatio nach vorausgegangener wenig effektiver Kortikoidtherapie. Aufgrund langjähriger klinischer Erfahrungen gelten die Kortikoid- und/oder Strahlenbehandlung gegenwärtig als etablierte Behandlungsverfahren. Kortikoide beeinflussen besser die Schmerzen und Weichteilaffektionen, die Strahlen eher die Beteiligung der extraokulären Augenmuskeln. Es gelingt nur selten, die Protrusio bulborum zu verringern. Während man jahrelang an die höher dosierte Orbitaspitzenbestrahlung glaubte (20 Gy und mehr), zeigten jüngste Ergebnisse gleiche bis bessere Resultate nach einer niedrigeren Gesamtherddosis (8-10 Gy). Die Wirkung der beschriebenen Therapiemaßnahmen ist generell nicht vorausschaubar. Bei einseitiger endokriner Orbitopathie bewährt sich die Bestrahlung beider Orbitae, weil trotz fehlender Symptomatik oder scheinbar gesunder Befunde die kontralaterale Seite prinzipiell ebenfalls betroffen ist.

3.1.6.2.4. Andere Therapieverfahren

Andere Therapieregimes wie Immunsuppressiva (Azathioprin, Cyclophosphamid, Cyclosporin A) brachten keinen oder keinen besseren Effekt als die Kortikoide. Zudem waren die Nebenwirkungen oder Kosten wesentlich größer. Über die Plasmapherese, Immunglobulintherapie oder die Somatostatinanaloga gibt es keine validen Daten, ganz abgesehen von den enormen Kosten. In letzter Zeit wurde aus einigen Zentren über die günstige Wirkung der Immunadsorption in verzweifelten Fällen berichtet. Eine Aussage über den Stellenwert und den Langzeiteinfluß dieser Therapieform ist derzeit nicht möglich.

3.1.6.2.5. Therapiezeitpunkt

Die rechtzeitige Behandlung früher Stadien der e.O. steigert die Erfolgschancen und kann schwere Verläufe verhindern. Zudem reichen dann oft konservative Maßnahmen für befriedigende Ergebnisse aus. Setzen die therapeutischen Bemühungen erst in einem späten Stadium mit geringer bis erloschener Krankheitsaktivität ein, haben sie kaum noch Nutzen (Abb. 3.11). Erst wenn der Prozeß in das statische Stadium eingetreten bzw. zum Stillstand gekommen ist (mindestens ein halbes Jahr lang keine Aktivitätszeichen und Veränderungen des klinischen Bildes nachweisbar), sind rehabilitative ophthalmochirurgische Maßnahmen indiziert (Lidchirurgie, Augenmuskelchirurgie zur Korrektur von Doppelbildern).

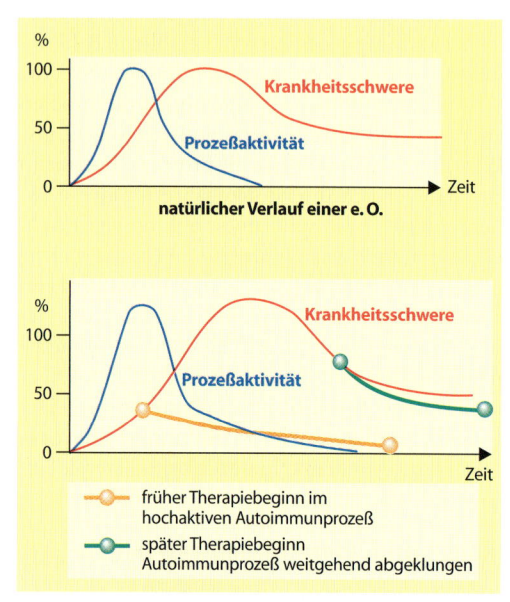

Abb. 3.11: Einfluß der immunsuppressiven Therapie auf die Krankheitsschwere der endokrinen Orbitopathie in Abhängigkeit vom Zeitpunkt des Behandlungsbeginns (modifiziert nach Wiersinga 1999).

3.1.6.2.6. Operative Orbitadekompression

Eine Orbitopathie des Schweregrades V und ganz besonders VI erfordert die notfallmäßige intensive Betreuung. Besonders wenn durch Augenmuskelverdickungen unter dem intra-orbitalen Druck der Nervus opticus im Orbitatrichter komprimiert wird, eine Visusverschlechterung oder Gesichtsfeldausfälle auftreten und innerhalb kurzer Zeit eine hochdosierte Kortikosteroidtherapie nicht erfolgreich war (maximal 14 Tage), steht die Indikation zur operativen Orbitadekompression. Das trifft auch zu für Fälle mit persistierender Protrusio bulborum verbunden mit fehlendem Lidschluß und schweren Cornealaterationen (Erosionen, Ulzerationen). Es stehen verschiedene Methoden der Orbitadekompression zur Verfügung.

Entscheidend sind die technischen Möglichkeiten des jeweiligen Zentrums. Am häufigsten wird die Druckentlastung über das Entfernen der medialen und kaudalen Orbitawand erreicht. Wird die Raumforderung vorwiegend durch eine Vermehrung des Fettgewebes verursacht, können auch transpalpebrale Fettgewebsresektionen aus der vorderen Orbita erfolgreich sein. Die transpalpebrale Fettgewebsentfernung zur akuten Druckentlastung hat sich nicht allgemein durchgesetzt. Die Orbitadekompressionsmaßnahmen haben kaum einen Einfluß auf vorhandene Doppelbilder.

3.1.6.2.7. Kontrollen

Patienten mit akuten höhergradigen Orbitopathien müssen anfangs engmaschig interdisziplinär betreut werden. Auch bei Teilerfolgen oder erfolgreicher Behandlung der e.O. sind sie über mehrere Jahre in angemessenen Abständen zu kontrollieren (je nach Situation ¼ - ½jährlich). Selbst im Zustand stabiler Euthyreose oder scheinbar ausgeheilter Orbitopathie können immer wieder Schübe auftreten. Prädiktive klinische oder paraklinische Parameter zur Einschätzung der Prognose einer e.O. gibt es bis heute nicht. Etwa ein Drittel der Patienten reagiert gut, ein weiteres Drittel mäßig und ein letztes Drittel zeigt kaum eine Beeinflussung der Orbitopathie. Bei letzteren kommt es auf eine vertrauensvolle und besonders psychische Begleitung des Patienten an, ihm Mut und Hoffnung zu geben, da jede e.O. einmal in ein inaktives, statisches "ausgebranntes" Stadium übergeht, wo rehabilitative ophthalmochirurgische Maßnahmen den Leidensdruck lindern können.

Endokrine Dermopathie und Akropachie sind neben dem Herstellen von stabiler Euthyreose therapeutisch kaum beeinflußbar.

3.1.6.3. Nichtimmunogene Autonomie

3.1.6.3.1. Thyreostatische Therapie

Aufgrund der Pathogenese der nichtimmunogenen Autonomie hat die thyreostatische Behandlung rein symptomatischen Charakter und dient nur zur Vorbereitung der definitiven Therapie. Allein die definitiven Verfahren (Radiojodtherapie, Operation) können dauerhaft Euthyreose schaffen.

3.1.6.3.2. Radiojodtherapie

Das Radionuklid wird bevorzugt in die autonomen Schilddrüsenzellen mit gesteigerter Aktivität aufgenommen. Aufgrund des geringen Strahlenradius der therapeutisch nutzbaren Betastrahlung von I-131 gelingt eine weitgehend selektive Ausschaltung der autonomen Schilddrüsenareale. Voraussetzung ist die Suppression der endogenen hypophysären TSH-Produktion, wodurch gesundes, nicht autonomes Schilddrüsengewebe funktionell "ruhiggestellt" wird und kein Jodid aufnimmt. Deshalb ist bei der thyreostatischen Vorbehandlung so zu dosieren, daß Euthyreose bei noch supprimiertem TSH erreicht wird (Konstellation der subklinischen Hyperthyreose). Man appliziert bei unifokaler Autonomie eine Energiedosis von 300 Gy, bei multifokalen und disseminierten Autonomien je nach TcU Organenergiedosen von 100 bis 250 Gy. Durch die Radiojodtherapie werden aus ehemals "heißen" "kalte" Knoten und es tritt eine Volumenverkleinerung ein. Wichtig ist die szintigraphische Effektivitätskontrolle 6 Monate nach erfolgter J^{131}-Applikation und die thyreostatische Intervalltherapie bis zum Erreichen der radiojodbedingten Euthyreose. Die Nachsorge richtet sich nach der Lokalmorphologie der Schilddrüse und dem Gesamtvolumen des ehemals autonomen Gewebes.

3.1.6.3.3. Operative Therapie

Die Indikation zur Operation besteht bei großen Knotenstrumen, bei gleichzeitigem Vorhandensein kalter Knoten bzw. Malignomverdacht, bei mechanischen Komplikationen oder Kontraindikationen gegenüber der Radiojodtherapie. Die Operation erfolgt funktionskritisch/funktionserhaltend. Eine exakte Vordiagnostik ist deshalb von besonderer Wichtigkeit. Das therapeutische Ziel besteht im vollständigen Entfernen des autonomen Gewebes unter Belassen des gesunden Schilddrüsenparenchyms in situ. Komplikationsarten und -raten bewegen sich im selben Bereich wie bei der Schilddrüsenresektion infolge Autoimmunhyperthyreose. Im Idealfall hat man nach der Operation funktionell gesundes, hypophysär regelbares Schilddrüsengewebe vorliegen. Die Nachsorge (Jodid oder Thyroxin/Jodid-Kombination) hängt ab vom Volumen und von der Funktion des in situ verbliebenen Restgewebes (☞ Kap. 5.5.2.4.).

Eine besondere Indikation zur Operation besteht bei der **jodinduzierten Hyperthyreose**. Sie erfordert sehr hohe Thyreostatikadosen oder ist konservativ nicht beherrschbar. Eine Radiojodtherapie ist aufgrund der Aufnahmeblockade der Schilddrüse für Jodid nicht möglich. In diesen Fällen kann die interdisziplinäre Indikationsstellung zur Frühoperation die hohe Letalität senken.

Autonomien bei jungen Menschen sind selten, aber nicht ausgeschlossen. Während einer Schwangerschaft kann bei mechanischen Komplikationen durch eine hyperthyreote Knotenstruma, bei jodinduzierter Hyperthyreose mit hohem Thyreostatikaerfordernis, Thyreostatikaunverträglichkeit oder Malignomverdacht die dringende Indikation zur Operation anstehen. Der günstigste Operationszeitraum liegt im 2. Trimenon.

3.1.6.3.4. Besonderheiten

Die Instillation konzentrierten Alkohols in fokale Autonomien stellt eine Außenseitermethode dar. Sie sollte nur dann in Erwägung gezogen werden, wenn die besprochenen Therapieverfahren entsprechend ihrer Indikationen nicht durchführbar sind oder durch sie eine dauerhaft euthyreote Stoffwechsellage nicht erreicht wurde.

Ältere Menschen, die aufgrund von Kontraindikationen oder Ablehnung weder operativ noch mit Radiojod behandelbar sind, können als Alternative lebenslang unter regelmäßiger Kontrolle thyreostatisch behandelt werden.

3.1.6.3.5. Subklinische Hyperthyreose

Aufgrund der Pathogenese der nichtimmunogenen Autonomie besteht ein Kontinuum zwischen der Entwicklung erster autonomer Follikel bis hin zu relevanten Autonomievolumina mit der Potenz zur Hyperthyreose. Je nach Masse, funktioneller Aktivität des autonomen Schilddrüsengewebes und dem Jodidangebot findet man per definitionem euthyreote, subklinische oder manifeste hyperthyreote Stoffwechsellagen. Eine Sonderstellung nimmt die subklinische (latente) Hyperthyreose ein. Sie ist definiert durch die Befundkonstellation eines supprimierten TSH (<0,1 mE/l) bei gleichzeitig euthyreoten Serumschilddrüsenhormonspiegeln. Die Patienten gelten zunächst als euthyreot, weshalb nicht pauschal eine Therapiepflicht besteht (☞ Kap. 3.1.5.3., Tab. 3.19). Das supprimierte TSH weist bereits auf die Bremsung des Hypophysenvorderlappens und eine Grenzsituation zwischen Euthyreose und Hyperthyreose hin. Liegt das Autonomievolumen einer Schilddrüse unter 10 ml und beträgt der Suppressions-TcU weniger als 2 %, kann abgewartet werden. Größere Jodbelastungen sind auf jeden Fall zu vermeiden. Die Aufnahme jodierter Lebensmittel oder von Jodidtagesmengen unter 200 µg vermögen nach heutigem Kenntnisstand selbst bei klinisch relevantem Autonomievolumen kaum eine hyperthyreote Stoffwechsellage auszulösen. Sind Jodstöße unvermeidbar (CT, Angiographien etc.), sollten Autonomieherde vorher z.B. durch Radiojod eliminiert werden (☞ Kap. 3.1.6.1.2., 3.1.6.3.2.). Bei kurzfristiger Unaufschiebbarkeit einer Jodkontamination empfiehlt sich dringend die Blockierung der Jodaufnahme in die Schilddrüse mit Perchlorat und die Gabe eines Thionamids (☞ Kap. 3.1.5.3.). Wenngleich es keine evidence based Daten über die Sinnfälligkeit dieser Maßnahme gibt, befindet man sich zumindest "auf der sicheren Seite".

Pro	Kontra
Symptome	Symptomfreiheit
• Absolute Arrhythmie, Ektopien, Koronare Herzkrankheit, Herzinsuffizienz	
• Psychische Symptome	
• High turnover des Knochenstoffwechsels in der Postmenopause	
T3/T4 hochnormal	T3/T4 normal
Suppressions-TcU > 2 %	Suppressions-TcU < 2 %
"Jodstöße" in Aussicht	Keine Jodkontamination
Knotenkropf	Kleine Schilddrüse
Hyperthyreote Episoden bekannt	Keine hyperthyreoten Episoden bekannt
Hohes Lebensalter	jüngeres Lebensalter

Tab. 3.19: Subklinische Hyperthyreose behandeln?

Menschen mit Symptomen, die auch bei Hyperthyreose beobachtet werden, sollten behandelt werden (absolute Arrhythmie, Tachykardie, Ektopien, Unruhe, verstärkte Nervosität, Gereiztheit, depressive Verstimmung, high turnover des Knochens in der Postmenopause) (Tab. 3.19). Das gleiche gilt für Personen mit Erkrankungen, die durch einen absoluten oder relativen Schilddrüsenhormonüberschuß verschlechtert werden können wie z.B. die KHK oder die CVI. In Zweifelsfällen und ganz besonders bei älteren Menschen, bei denen eine manifeste Hyperthyreose oligosymptomatisch oder unter dem Laborbefund einer subklinischen Hyperthyreose ablaufen kann, ist eine probatorische thyreostatische Therapie über 6-12 Wochen zur Entscheidungsfindung sinnvoll. Ein positives Ergebnis liefert die Indikation zur definitiven Therapie. Größere Autonomievolumina und höhere Suppressions-TcU-Werte als 2 % rechtfertigen von vornherein eine definitive Beseitigung der Autonomieregionen im Stadium der subklinischen Hyperthyreose.

Die therapeutischen Notwendigkeiten bei Kröpfen mit mechanischen Komplikationen oder Malignomverdacht bleiben von den o.g. Ausführungen unbeeinflußt.

3.1.6.4. Seltene Hyperthyreoseformen

■ **Hyperthyreosis factitia**

Führt eine Schilddrüsenhormonmedikation zu Symptomen der Überfunktion und entsprechender in-vitro-Konstellation (supprimiertes TSH, erhöhtes FT4, erhöhtes FT3 [T3]) macht sich eine vorübergehende Therapieunterbrechung und spätere Fortsetzung mit einer individuell adaptierten reduzierten Dosis erforderlich. Eine ausgeprägte Hyperthyreosesymptomatik kann zusätzlich mit Betablockern überbrückt werden.

■ **Schwangerschaftsassoziierte Hyperthyreose**

In der Frühschwangerschaft mit einem Gipfel zwischen der 8. und 14. Schwangerschaftswoche verursachen bei 2-3 % aller Graviden sehr hohe hCG-Spiegel (Herkunftsort Placenta) eine transiente Hyperthyreose. Aufgrund von Strukturhomologien mit dem TSH (identische alpha-Subunit) induziert das hCG eine vermehrte Schilddrüsenhormonproduktion durch die gesunde Schilddrüse. Aufgrund der wesentlich geringeren TSH-ähnlichen Aktivität bleiben die meisten Graviden mit physiologischen hCG-Spiegeln euthyreot.

HCG-Spiegel von deutlich größer als 50000 E/l weisen auf eine schwangerschaftsassoziierte Hyperthyreose hin. Differentialdiagnostisch ist eine Autoimmunhyperthyreose bzw. nichtimmunogene Autonomie auszuschließen. Im weiteren Schwangerschaftsverlauf sinken die hCG-Spiegel wieder ab und das Schilddrüsenhormonmuster normalisiert sich spontan. Nur in den Fällen mit deutlich erhöhten Schilddrüsenhormonspiegeln und klinischer Hyperthyreosesymptomatik ist eine niedrig dosierte passagere Thionamidtherapie nicht zu umgehen.

■ Schilddrüsenkarzinom

Hyperthyreote Phasen bei hochdifferenzierten Schilddrüsenkarzinomen (follikuläres, papilläres Karzinom) sind eine Rarität und werden im Rahmen der komplexen Primärtherapie (Thyreoidektomie, Radiojodelemination) mit beseitigt.

■ Thyreoiditis de Quervain

Infolge entzündungsbedingter Zerstörung von Schilddrüsenfollikeln können präformierte Schilddrüsenhormone in die Blutbahn gelangen. Eine passagere hyperthyreote Stoffwechsellage ist die Folge. Thyreostatika sind zwangsläufig unwirksam, Betablocker lindern die adrenerge Stimulation durch die Schilddrüsenhormone.

■ Postpartumthyreoiditis

Diese Sonderform einer lymphozytären Autoimmunthyreoiditis tritt innerhalb eines Jahres post partum auf und hat unter den Schwangeren eine Prävalenz von 3-16 %. Während der ersten Monate kann eine hyperthyreote Funktionslage vorliegen, die später fakultativ in eine Hypothyreose münden kann. Als Ursache gilt eine Follikelschädigung. Thyreostatika sind wenig sinnvoll. Gelegentlich erweist sich die symptomatische Gabe von Betablockern bzw. Sedativa als nützlich.

■ Sekundäre hypophysäre Hyperthyreose

Hypophysenadenome mit TSH-Produktion sind eine Seltenheit. Bislang sind reichlich 200 Fälle weltweit beschrieben. Die Therapie richtet sich auf die Beseitigung der Ursache (Adenomektomie). Konnte die endokrine Aktivität nicht komplett beseitigt werden, können zusätzlich eine stereotaktische Bestrahlung sowie im Intervall eine Dopaminagonisten- und/oder Somatostatinanalogatherapie erforderlich werden. Bis zur kausalen Therapie muß thyreostatisch für eine euthyreote Stoffwechsellage gesorgt werden.

■ Schilddrüsenhormonresistenz

Im allgemeinen verläuft die generalisierte Schilddrüsenhormonresistenz euthyreot, blande und ist nicht gesondert therapiepflichtig. Da etwa 80 % der Patienten eine Struma tragen, ist die Schilddrüsenhormontherapie angezeigt. Zunächst sollte der Versuch einer Thyroxingabe zur Absenkung des TSH erfolgen. Reicht dies nicht, kann Trijodthyronin allein oder zusätzlich zum Thyroxin als nächster Schritt eingesetzt werden.

Findet sich eine hyperthyreote Stoffwechsellage, wie sie für zentrale Hormonresistenzen typisch ist, macht der Einsatz des Schilddrüsenhormonmetaboliten TRIAC Sinn, der eine sehr potente Bremsung der TSH-Sekretion bei gleichzeitig kaum peripherer Schilddrüsenhormoneigenwirkung besitzt. Eine Betablockergabe hilft, hyperadrenerge Symptome zu mildern. Einige Autoren berichteten über positive Erfahrungen mit Bromokryptin.

3.1.7. Thyreotoxische Krise

Die lebensbedrohliche Entgleisung einer Hyperthyreose wird als thyreotoxische Krise bezeichnet. Dabei korrelieren die im Serum gemessenen Schilddrüsenhormonspiegel nicht mit der Schwere der klinischen Situation. Ursache einer Krise sind:

▶ unzureichende thyreostatische Behandlung einer Hyperthyreose
▶ zusätzliche akute schwere extrathyreoidale Erkrankungen (fieberhafte Infekte, Unfälle)
▶ Schilddrüsenoperationen oder schilddrüsenferne Operationen bei Hyperthyreose nach unzureichender Vorbereitung
▶ Jodkontamination

Je schwerer das klinische Stadium einer thyreotoxischen Krise, desto schlechter ist die Prognose (Tab. 3.20). Nach einer retrospektiven Statistik von 1992 betrug die Letalität im Stadium I knapp 10 %, im Stadium II 16,5 % und im Stadium III 35 %. Fast zwei Drittel entfiel auf die nichtimmunogene Autonomie als Hyperthyreoseverursacher.

Stadium I	• Tachykardie (> 150/min) • Absolute Arrhythmie, Ektopieneigung • Hyperthermie • Adynamie, verwaschene Sprache, Myopathie • Durchfall, Dehydratation • Tremor, Unruhe, Agitiertheit
Stadium II	• Zusätzlich psychotische Symptome • Somnolenz, Desorientiertheit, Stupor
Stadium III	• Zusätzlich Koma
Generell schlechtere Prognose bei höherem Lebensalter	

Tab. 3.20: Symptome der thyreotoxischen Krise.

Die höchste Letalität entfiel auf jodausgelöste Krisen.

Die Diagnose einer thyreotoxischen Krise wird klinisch gestellt, der Hormonexzeß anhand asservierter Serumproben im nachhinein belegt. Neben den in Tab. 3.20 aufgelisteten Symptomen ist die Myopathie eindrucksvoll. Das Heben eines gestreckten Beines oder das Artikulieren von R-Lauten (....drittes Kavallerierregiment..., der Roller rollt) wird zunehmend unmöglich. Die Nasolabialfalten verstreichen. Selbst der Verdacht auf eine Krise erfordert umgehende Behandlung. Es besteht Intensivtherapiepflicht. Im Stadium I führen die konservativen Maßnahmen in der Regel zum Erfolg (Tab. 3.21). Wenn sich spätestens nach 48 Stunden trotz Ausschöpfens der gegenwärtig etablierten Therapiemaßnahmen ggf. unter Einbeziehen von Plasmapherese oder Hämoperfusion die Krise nicht beherrschen läßt, muß die totale oder near total Thyreoidektomie in einem erfahrenen Zentrum erfolgen. In der Regel trifft das auf die Stadien III und II zu. Seit Einführen der Frühthyreoidektomie konnte die Letalität der thyreotoxischen Krise dramatisch gesenkt werden. In der jüngsten Umfrage zu Häufigkeit und Therapieergebnissen der thyreotoxischen Krise bei Mitgliedern der "Sektion Schilddrüse" der Deutschen Gesellschaft für Endokrinologie über den Zeitraum 1/94 - 6/95 wurde über 16 Krisen berichtet. In einer größeren früheren Umfrage (1983-1990) waren es 26 Krisen pro Jahr. 1994/95 starben nur 2 der 16 Patienten.

Es handelte sich um jodinduzierte Krisen bei nichtimmunogener Autonomie. Durch die verbesserte Schilddrüsendiagnostik und die gestiegene Aufmerksamkeit vor Jodexpositionen sank die Krisenprävalenz in den letzten Jahren glücklicherweise deutlich und die Prognose pro ad vitam verbesserte sich seit Etablieren der Frühthyreoidektomie substantiell. Wichtiger als eine lebensbedrohende Krise zu behandeln gilt es sie konsequent zu verhüten.

- Thyreostatika
  Methimazol (äquivalent) 8stündlich 40-80 mg i.v.
- Adjuvante Medikation
  - Propranolol 1-5 mg i.v. oder 120-240 mg oral (bzw. per Magensonde)
  - Sedierung im Erfordernisfall
  - Prednisolon(äquivalent) 8stündlich 50 mg i.v.
- Frühoperation innerhalb von 48 Stunden (besonders bei jodinduzierten Krisen)
- Intensivtherapie
  - Dauerüberwachung
  - Bilanzierte Flüssigkeits-, Elektrolyt- und Kalorienzufuhr (in der Regel 3-5 l und 3000 kcal/24h)
  - Normalisierung der Körpertemperatur (Eisbeutel oder ähnliches)
  - Digitalisierung auf hochnormale Serumspiegel
  - Bei auftretenden Rhythmusstörungen gezielte Behandlung
  - Sauerstoffgabe
  - Thromboseprophylaxe (i.v.-Heparinisierung)
  - Bei Hinweisen auf eine Infektion (Pneumoniegefahr) kalkulierte bzw. gezielte Antibiotikatherapie

Tab. 3.21: Therapie der thyreotoxischen Krise.

Literatur

Amino,N.: Postpartum thyroidal disease. In: Bercu,B.B., Shulman (Hrsg.), Advances in Perinatal Thyroidology, Plenum Press, New York, 299 (1991) 167-180

Allolio, B., Schulte, H.M.: Praktische Endokrinologie. Urban und Schwarzenberg, München, Wien, Baltimore, 1996

Badenhoop K., Siegmund Th., Mößeler S. et al.: Genetische Risikomarker des Morbus Basedow. Z.ärztl.Fortbild.Qual.-sich. 93, Suppl. 1 (1999) 11-15

Bähre M, Hillgers R., Lindemann T. et al.: Thyroid autonomy: sensitive detection in vivo and estimating of its functional relevance using quantified high-resolution scintigraphy. Acta Endocr. (Kbh.) 117 (1988) 145

Brabant, G., Mayr B., Lucke C.: Klinische und laborchemische Aspekte der latenten und manifesten Hyperthyreose im höheren Lebensalter. In: Usadel K-H, Weinheimer B. (Hrsg.): Schilddrüsenerkrankungen in verschiedenen Lebensabschnitten. De Gruyter Berlin, New York 1996, S. 241-249

Brucker-Davis F., Oldfield E., Skarulis, M. et al.: Thyrotropin-secreting pituitary tumors: Diagnostic criteria, thyroid hormone sensitivity, and treament outcome in 25 patients followed at the National Institute of Health. J.Clin.Endocrinol.Metab. 84 (1999) 476-486

Deutsche Gesellschaft für Endokrinologie: Rationale Diagnostik in der Endokrinologie. Thieme Stuttgart, New York 1993

Deutsche Gesellschaft für Endokrinologie: Rationale Therapie in der Endokrinologie einschließlich Diabetologie und Stoffwechsel. Thieme Stuttgart, New York 1997

Derwahl, M.: Von der diffusen Struma zur Knotenstruma. Der Internist 39 (1998) 577-583

Deuß,U., Kaulen,D., Peter,D. et al.: Latente Hyperthyreose. Eine Untersuchung zur Therapieindikation und zum Behandlungserfolg. Z.Allg.Med. 75 (1999) 705-709

Dietlein M., Moka D., Dederichs B. et al.: Kosten-Effektivität-Analyse: Radioiod oder thyreostatische Medikation bei der Primärbehandlung der Immunhyperthyreose. Nuklearmedizin 38 (1999) 7-14

Donner, H., Rau H., Walfish P.G. et al.: CTLA 4 alanine 17-confers genetic susceptibilty to Grave's disease and to type I diabetes mellitus. J.Clin.Endocrinol.Metab. 82 (1997) 143-146

Dralle H, Schneyer U, Scharbert G.: Chirurgie der iodinduzierten Hyperthyreose. In: C. Reiners, B. Weinheimer (Hrsg.), Schilddrüse 1997. De Gruyter Berlin, New York 1998, S. 310-316

Faber, J., Wiinberg, N., Schifter, S. et al.: Haemodynamic changes following treatment of subclinical hyperthyroidism. Eur.J.Endocrinol. 145 (2001)391-396

Faber, J., Jensen, I., Petersen, L. et al.: Normalizationof of serum thyrotrophin by means of radioiodine treatment in subclinical hyperthyroidism: effect on bone loss in postmenopausal women. Clin.Endocrinol.(Oxf) 48 (1998) 285-290

Franke G., Siegmund W., Hampel R. et al.: Kinetik von Trijodthyronin bei Patienten mit blander Struma nach Gabe verschiedener Mischungen von Trijodthyronin und Thyroxin. Dt. Gesundh.-wesen 37 (1982) 471-473

Gorman, G., Garrity, J., Fatourechi, V. et al.: Prospective, randomized, double-blind controlled study of orbital radiotherapy for Grave's ophthalmopathy. The proceedings of the 72nd annual meeting of the american thyroid assoziation. 1999, S. 135.

Gupta, M., Perl, J., Beham, R. et al.: Effect of ^{131}iodine therapy on the course of graves´ophthalmopathy: a quantitative analysis of extraocular muscle volumens using orbital magnetic resonance imaging. Thyroid 11 (2001) 959-965

Gurlek, A., Gedik, O.: Effect of endogenous subclinical hyperthyroidism on bone metabolism and bone density in premenopausal women. Thyroid 9 (1999) 539-543

Hampel, R., Jäger, B.: Diagnostische Nutzung der hepatischen peripheren Schilddrüsenhormonwirkung mit Hilfe der Diskriminanzanalyse. Z.Klin.Med. 41 (1986) 919-922

Hampel R., Meng W., Weber A. et al.: Probleme bei der Behandlung mit Schilddrüsenhormonen. Thyroxin-Monotherapie oder T3/T4-Kombinationspräparate? Z.Inn.Med. 35 (1980) 258-261

Hampel R., Meng W., Weber A. et al.: Wechselbeziehungen zwischen Schilddrüsenfunktion und Leber. Dt. Gesundh.-wesen 37 (1982) 1563-1568

Hampel, R.: Therapiestrategien bei den Hyperthyreosen. In: Latente Hyperthyreosen. (Hrsg. Tuschy, U.), UNI-MED-Verlag Bremen—London-Boston 2000, S. 37-45

Hashizume K, Ichikawa K, Sakurai A et al.: Administration of thyroxine in treated Graves' disease. Effects on the level of antibodies to thyroid-stimulating receptors and on the risk of recurrence of hyperthyroidism. N. Engl. J. Med. 324 (1991) 947-953

Herrmann, J.: Granulozytenkolonie-stimulierender Faktor (G-CSF) in der Frühphase der thyreostatika-induzierten Agranulozytose. Dtsch.med.Wschr. 119 (1994) 463-466

Heufelder A., Spitzweg Ch.: Pathogenese der immunogenen Hyperthyreose und endokrinen Orbitopathie. Der Internist 39 (1998) 599-606

Heufelder A., Wiersinga W. Störungen der Schilddrüsenfunktion durch Amiodaron. Dt. Ärztebl. 96 (1999) A 853-860

Hörmann R: Gabe von Levothyroxin in der Therapie des Morbus Basedow. Z.ärztl. Fortbild. Qual.sich. 93, Suppl. 1 (1999) 47-52

Hörmann, R., Quadbeck, B., Roggenbuck, U. et al. Relapse of Graves´disease after successful outcome of antithyroid drug therapy: results of a prospective randomized study on the use of levothyroxine. Thyroid 12 (2002) in press

Hörmann R.: Besonderheiten der Hyperthyreose in Schwangerschaft und Stillzeit. In: Usadel K-H, Weinheimer B.(Hrsg.), Schilddrüsenerkrankungen in verschiedenen Lebensabschnitten. De Gruyter Berlin, New York 1996, S. 192-203

Joseph K.: Methodik der szintigraphischen Diagnostik bei der Schilddrüsenautonomie. Nuklearmedizin 12 (1989) 175

Joseph K., Mahlstedt J., Pries H. et al.: Früherkennung und Abschätzung des Hyperthyreoserisikos autonomen Schilddrüsengewebes. Nuc.Compact 8/134 (1977) 46-50

Kahaly G.: Endocrine ophthalmopathy. Molecular, immunological and clinical aspects. Karger, Basel 1993

Mann K.: Thyreotoxische Krise. In: Usadel K-H, Weinheimer B. (Hrsg.): Schilddrüsenerkrankungen in verschiedenen Lebensabschnitten. De Gruyter Berlin, New York 1996, S. 266-270

Mann K., Gieseler R., Hörmann R.: Ätiopathogenese des Morbus Basedow. Z.ärztl.Forbild.Qual.sich. 93 Suppl. 1 (1999) 29-34

Mann, K., Weinheimer, B., Janßen, O. (Hrsg.): Schilddrüse und Autoimmunität. DeGruyter Berlin, New York 2002

Meng W, Meng S, Hampel R et al.: Effect of therapy duration an low and highly dosed thiamazole treatment in Basedow's-Graves' disease. Exp. Clin. Endocr. 97 (1991) 257-260

Meng W., Pinchiera A. (Hrsg.): Autoimmune Hyperthyreose. Blackwell Wissenschaftsverlag Berlin, Wien 1998

Meyer-Geßner M., Benker G., Ulbricht Th. et al.: Nebenwirkungen der antithyreoidalen Therapie der Hyperthyreose. Dtsch. Med. Wschr. 114 (1989) 166-171

Momotani N., Jamashita R., Makino F. et al.: Thyroid status of suckling infants of mothers who take high doses of propylthiouracil. The proceedings of the 72nd annual meeting of the American thyroid assoziation. 1999, S. 135.

Morreale de Escobar,G., de Vijlder,J., Butz,S. (Eds.): The Thyroid and Brain. Schattauer Stuttgart 2002

Neufeld M., Mac Laren N., Blizzard R.: Autoimmune polyglandular syndromes. Pediat.Ann. 9 (1980) 154-162

Parle, J., Maisonneuve, P., Sheppard, M. et al.: Prediction of all-cause and cardiovascular mortality in elderly people from one low serum thyrotropin result: a 10-year cohort study. Lancet 358 (2001) 861-865

Pfannenstiel, P., Hotze, L.-A., Saller, B.: Schilddrüsenkrankheiten. Diagnose und Therapie. Berliner Medizinische Verlagsanstalt 1997

Pörtel S., Loebig H., Derwahl M. et al.: Schwangerschaftsassoziierte Schilddrüsenfunktionsstörungen. In Usadel K-H, Weinheimer B. (Hrsg.): Schilddrüsenerkrankungen in verschiedenen Lebensabschnitten. De Gruyter Berlin, New York 1996, S. 223-227

Prummel, E.L.M, Mourets, M., Blank L. et al.: Randomised-duble-blind trial of prednisone versus radiotherapy in Grawe's ophthalmopathy. Lancet 342 (1993) 949-954

Reiners Ch: Radiojodtherapie des Morbus Basedow. Z.ärztl. Fortbild. Qual.sich. 93, Suppl. 1 (1999) 61-66

Reinhardt, M., Schümichen C., Schächtele S. et al.: Wertigkeit des basalen und stimulierten TSH bei manifester und subklinischer Hyperthyreose. Nucl.-Med. 34 (1995) 61 65

Reinhardt, W., Mann K.: "Non-thyroidal illness" oder Syndrom veränderter Schilddrüsenhormonparameter bei Patienten mit nichtthyreoidalen Erkrankungen. Med.Klin. 93 (1998) 662-668

Reinwein D, Benker G, Alexander W et al.: A prospective randomized trial of antithyroid drug dose in Graves' disease therapy. J.Clin. Endocrinol. Metab. 76 (1993) 1516-1521

Rendl, J., Saller, B.: Schilddrüse und Röntgenkontrastmittel. Dt.Ärztebl. 98 (2001) 402-406

Röckel, M., Teuber, J., Usadel, K. et al.: Korrelation einer "Latenten Hyperthyreose" mit psychischen und somatischen Veränderungen. Klin.Wschr. 65(1987) 264-273

Sakaihara,M., Yamada,H.,Kato,E. et al.: Postpartum thyroid dysfunction in women with normal thyroid function during pregnancy. Clin.Endocrinol. 53 (2000) 487-492

Samuels,H.: Subclinical thyroid disease in the elderly. Thyroid 8 (1998) 803-813

Sawin C., Geller A., Wolf P. et al.: Low serum thyrotropin concentrations as a risk factor for atrial fibrillation in older persons. Engl.J.Med. 331 (1994) 1249-1252

Schleusener H, Schwander J, Fischer C et al.: Prospective multicentre study on the prediction of relapse after antithyroid drug treatment in patients with Graves' disease. Acta Endocr. 120 (1989) 689-701

Schlote, B, Schaaf L., Schmidt R. et al.: Mental and physical state in subclinical hyperthyroidism: Investigations in a normal working population. Biol.Psychiatry 32 (1992) 48-56

Schlote, B., Nowotny, B., Schaaf, L. et al.: physical and mental state of patients. Eur.Arch.Psychiatry Clin. Neurosci. 241(1992)357-364

Schumm-Draeger P: Hyperthyreose Typ Basedow - Medikamentöse Therapie. Z.ärztl. Forbild. Qual.sich. 93, Suppl. 1 (1999) 41-45

Studer H., Peter P., Gerber H.: Natural heterogenity of thyroid cells: The basis for understanding thyroid fuction and nodular goiter growth. Endocr.Rev.10 (1989) 125-135

Theissen, P., Caldewey S., Voth E. et al.: Veränderungen des Muskelstoffwechsels bei latenter Hyperthyreose. In: Reiners,Ch.,Weinheimer,B. (Hrsg.),Schilddrüse 1997. De Gruyter Berlin, New York, 1998, S. 280-289

Tuschy, U.: Therapie latenter Hyperthyreosen. In: Latente Hyperthyreosen (Hrsg.: Tuschy, U.), UNI-MED-Verlag, Bremen-London-Boston 2000, S.67-76

Utiger R.: Subclinical hyperthyroidism-just low serum thyrotropin concentration, or something more? N.Engl.J.Med. 331 (1994) 1302-1303

Vitti P, Rago T, Chiovato L: Clinical features of patients with Graves' disease undergoing remission after antithyroid drug treatment. Thyroid 7 (1997) 369-375

Vogel, A., Strassburg, Ch., Brabant, G. et al.: Autoimmun polyglanduläre Syndrome. Dtsch.Arztebl. 99:A (2002) 1428-1434 (Heft 21)

Wan Nazaimoon, Siaw, F., Sheriff, I. et al.: Serum creatine kinase: an adjunct biochemical index of subclinical thyrotoxicosis? Ann.Clin.Biochem. 38 (2001) 57-58

Wiersinga, W.: Advances in medical therapy of thyreoid-associated ophthalmopathy. Orbit 15 (1996) 177-186

3.2. Hypothyreose

3.2.1. Definition und Einteilung

Die Hypothyreose ist Folge einer nicht ausreichenden Schilddrüsenhormonversorgung der Körperzellen. Für die Auswirkungen des Schilddrüsenhormonmangels sind nicht seine Ursachen, sondern der Manifestationszeitpunkt von entscheidender Bedeutung (Tab. 3.22, 3.23). Je früher in der Individualentwicklung eine Hypothyreose manifest wird, desto gravierender das klinische Bild bzw. die Folgeschäden. Eine nicht behandelte neonatale oder frühkindlich erworbene Hypothyreose führt zu irreversiblen schwersten geistigen und körperlichen Störungen (intellektuelle und psychische Defekte bis hin zum Kretinismus, neurologische Defizite, dysproportionierter Minderwuchs, Reifungsstörungen). Neueste Ergebnisse aus Langzeitbeobachtungen an Patienten mit kongenitaler Hypothyreose trotz sofortiger und lege artis geführter Thyroxinsubstitution zeigen neuropsychologische Defizite gegenüber gleichaltrigen Gesunden. Bereits in der Frühschwangerschaft einer hypothyreoten Frau muß auf eine optimale Jodversorgung und den um etwa 40 % erhöhten Thyroxinbedarf geachtet werden. Die Deckung des embryonalen Thyroxinbedarfs ist von entscheidender Bedeutung für die regelrechte Gehirnentwicklung.

Die Symptomatik der im Erwachsenenalter erworbenen Hypothyreose beschränkt sich dagegen auf die reversiblen Folgen des Mangels an Schilddrüsenhormonwirkung.

- Primäre Hypothyreose
  - Schilddrüsenaplasie (Athyreose)
  - Schilddrüsendysplasie (Ektopie, Hypoplasie)
  - Jodfehlverwertung (bisher bekannt 6 Typen der Dyshormogenese)
  - Intrauterin (Jodmangel, Jodexzeß, Thyreostatika, immunogen)
  - (I 131-Therapie der Mutter während der Fetalperiode)
- Sekundäre Hypothyreose
  - intrauteriner TSH-Mangel
- Periphere Hypothyreose
  - angeborene Schilddrüsenhormonresistenz
  - inaktivierende Mutationen des TSH-Rezeptor-Gen/GS-α-Gen

Tab. 3.22: Einteilung der neonatalen Hypothyreose.

- Primäre Hypothyreose
  - entzündlich (Hashimoto-Thyreoiditis, atrophische Autoimmunthyreoiditis)
  - medikamentös (thyreostatisch wirksame Substanzen, Jodexzeß)
  - postoperativ
  - nach Strahlentherapie (I 131, externe Bestrahlung)
  - neoplastisch
  - extremer Jodmangel
  - Schilddrüsenhormonverlust (intestinal, renal)
  - Schilddrüsenhormonantikörper
- Sekundäre Hypothyreose
  - Thyreotrope Insuffizienz des Hypophysenvorderlappens
- Tertiäre Hypothyreose
  - Diencephale Störung der Steuerung der thyreotropen Achse
- Periphere Hypothyreose
  - Generalisierte Schilddrüsenhormonresistenz

Tab. 3.23: Einteilung der postnatal erworbenen Hypothyreose.

Je nach der Hypothyreoseursache teilt man in eine primäre Hypothyreose (Störung der Hormonproduktion durch die Schilddrüse selbst), in eine sekundäre Hypothyreose (mangelhafte Stimulation der gesunden Schilddrüse durch das TSH des Hypophysenvorderlappens), in eine tertiäre Hypothyreose (mangelhafte Steuerung der Hypophysenvorderlappen-Schilddrüsen-Achse durch das TRH des Zwischenhirns) und in eine periphere Hypothyreose (Schilddrüsenhormonresistenz) ein (Abb. 3.12).

Je nach der Ausprägung des Hormondefizits gibt es fließende Übergänge zwischen einer euthyreoten Schilddrüsenfunktion, einer subklinischen (latenten) Hypothyreose und einer manifesten Hypothyreose. Die schwerste Ausdrucksform einer Schilddrüsenunterfunktion ist das extrem seltene hypothyreote Koma. Die Prävalenz der erworbenen Hypothyreose im Erwachsenenalter (subklinische Verlaufsformen inbegriffen) liegt bei 10 % mit einer Tendenz des Zunehmens im höheren Lebensalter. Frauen sind mindestens viermal häufiger betroffen als Männer. Die Häufigkeit der neonatalen Schilddrüsenunterfunktion beträgt etwa 1:5000 Lebendgeborene mit einer Dominanz des weiblichen Geschlechts. Durch ein bundesweites Neugeborenenscreening seit 1981 (TSH-Messung am 5. Tag aus einem Bluttropfen auf Filterpapier) und die unverzügliche Thyroxinsubstitution erkannter hypothyreoter Neugeborener haben diese Kinder annähernd die gleichen Entwicklungschancen wie gesunde. Eine nähere Ausführung der neonatalen und kindlichen Hypothyreose ist nicht Gegenstand dieses Buches.

Die häufigsten Ursachen einer im Erwachsenenalter erworbenen Hypothyreose sind Zustände nach ausgedehnter Schilddrüsenoperation, nach I 131-Therapie und eine Autoimmunthyreoiditis.

3.2.2. Klinisches Bild

Das Vollbild einer Schilddrüsenunterfunktion ist ein Spätzustand. Es bereitet kaum diagnostische Probleme und erlaubt in den meisten Fällen der primären Hypothyreose sogar eine Blickdiagnose (Tab. 3.24, Abb. 3.13).

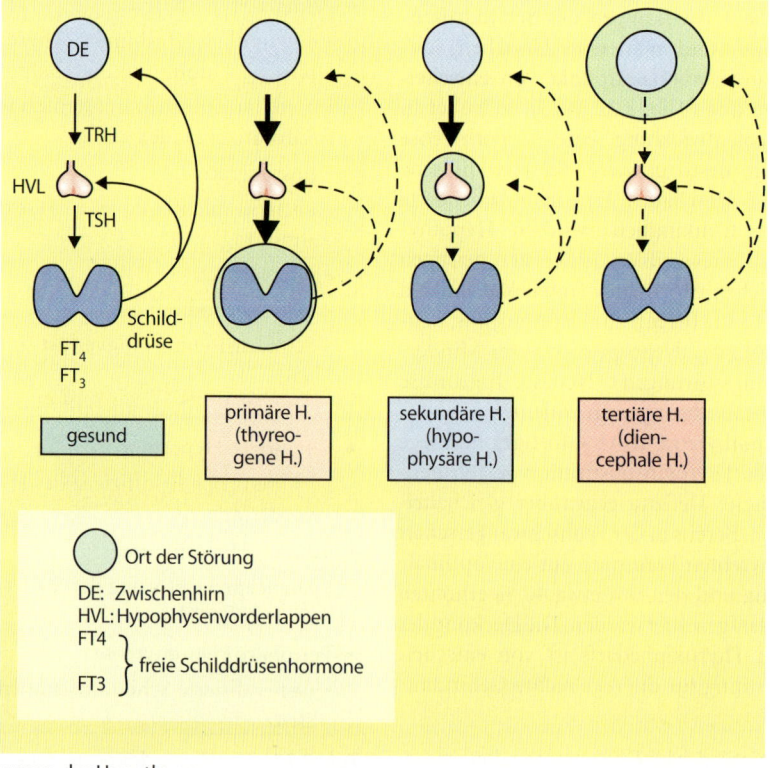

Abb. 3.12: Formen der Hypothyreose.

3.2. Hypothyreose

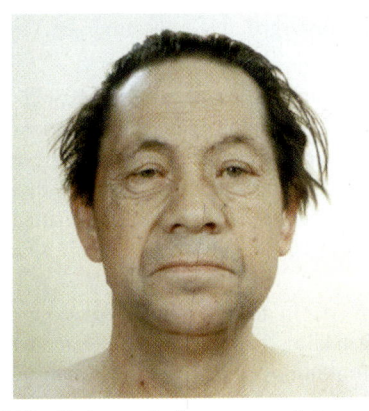

Abb. 3.13: Patient mit einer ausgeprägten primären Hypothyreose.

Im Vordergrund stehen eine allgemeine Verlangsamung, ungewollte Gewichtszunahme, Kälteintoleranz, kühle, trockene, schuppende Haut, struppiges Haar, teigig-pastöse Verquellung der Haut, rauhe Stimme und strohgelbe Blässe. Die häufig beobachtete Zunahme der Körpermasse wird weniger vom Fettzuwachs als von einer Wassereinlagerung verursacht. Das blaßgelbliche Hautkolorit beruht auf der Summe verschiedener Ursachen: geringe Anämie, verminderte Perfusion, β-Karotin-Kumulation infolge gestörter Vitamin-A-Bildung in der Leber. Die teigige Schwellung der Haut mit Bevorzugung der Gesichtsregion (besonders Augenlider) ist Folge mukoider Verquellung. Die nicht selten zu beobachtende Herzvergrößerung hat seine Ursache in mukoiden Einlagerungen, einer Dilatation bzw. einem Perikarderguß einzeln oder in Kombination. In der alten Literatur wurde der Begriff des Myxödemherzens geprägt. Die im EKG nachweisbare frequenzkorrigierte QT-Zeit-Verlängerung birgt ein erhöhtes Risiko für ventrikuläre Tachyarrhythmien. Eine Makroglossie kann verantwortlich sein für verwaschene Sprache und Artikulationsstörungen. Auch ohne klinisch erkennbare hypothyreote Myopathie findet sich häufig eine erhöhte Serumgesamt-CK (durch Anstieg ihres skelettmuskelspezifischen Isoenzyms), woraus nicht voreilig auf einen möglichen Myokardinfarkt geschlossen werden sollte. In etwa 10 % kann ein Karpaltunnelsyndrom vorliegen. Ein endokrines Psychosyndrom begleitet fast jede Hypothyreose. Im Allgemeinen dominieren Stimmungsschwankungen, Affektlabilität, Abstumpfung, Antriebsarmut, erhebliche Einschränkung der geistigen Leistungsfähigkeit, depressive Verstimmung. Gelegentlich sind psychotische Reaktionen Anlaß zur Einweisung in eine psychiatrische Einrichtung, wo erst die zugrundeliegende Krankheit erkannt wird. Die Hypothyreose können neben der beschriebenen CK-Erhöhung verschiedene serochemische Veränderungen meist geringen Ausmaßes begleiten. Hierzu gehören Hypercholesterinämie, hypoplastische Anämie, erniedrigter Vitamin-B12-Spiegel, Kreatininanstieg.

- Kälteintoleranz
- Obstipation, Inappetenz
- inadäquate Gewichtszunahme
- kühle, trockene, schuppende Haut
- strohgelbe Blässe
- teigig-weiche (myxödematös verquollene) Haut
- trockene brüchige struppige Haare, Haarausfall
- brüchige Nägel
- rauhe Stimme ("Trompetenstimme, Elefantenstimme")
- verlangsamte verwaschene Sprache
- Endogenes Psychosyndrom:
  - allgemeine Verlangsamung
  - Müdigkeit, erhöhtes Schlafbedürfnis
  - Antriebsmangel, Desinteresse, depressive Verstimmung
  - Gedächtnisschwäche
  - Schwerhörigkeit
  - gelegentlich psychotische Reaktionen
- verlangsamte Muskeleigenreflexe, Muskelschwäche
- Bradykardie, Niedervoltage möglich
- arterielle Hypotonie möglich
- "Myxödemherz" (Kardiomegalie, Dilatation, Perikarderguß)
- Libidoverlust
- bei fertilen Frauen Zyklusstörungen und stark reduzierte Konzeptionsfähigkeit
- bei primärer Hypothyreose Galaktorrhoe und hyperprolaktinämischer Hypogonadismus möglich (TRH-induzierte Hyperprolaktinämie)

Tab. 3.24: Hypothyreosesymptome.

Im Alltag dominieren frühere Formen ohne das Vollbild hypothyreoter Symptomatik. Das ist der Grund für zahlreiche Fehldiagnosen oder das Nichterkennen der Hypothyreose, woraus groteske Krankengeschichten resultieren können. Kluwe H. teilte 1963 den Verlauf einer primären Hypothyreose mit, wo im Zeitraum von 12 Jahren 25 Fehldiagnosen gestellt worden sind, die Behandlung bei 32 Ärzten mit 155 verschiedenen Medikationen erfolgte und die zu einer Krankenhausaufenthaltsdauer von insgesamt 450 Tagen führte.

> Häufige Fehldiagnosen bei primärer Hypothyreose:
> - Kardiale Insuffizienz
> - neuro-psychiatrische Erkrankungen
> - Nephropathien
> - Hautleiden
> - Anämie
> - Tumorleiden

Bis zum Stellen der richtigen Diagnose können mitunter Jahre vergehen.

Besonders schwierig ist es, klinisch eine Altershypothyreose zu erkennen. Die uncharakteristische spärliche Symptomatik läßt sich kaum von allgemeinen Beschwerden im Senium abgrenzen. Verdächtig sind das Neuauftreten oder die Verschlechterung von depressiver Verstimmung, dementen Mustern, Schwerhörigkeit, Obstipation, allgemeiner Schwäche, kardialer Insuffizienz, wenig definierbaren Oberbauchbeschwerden. Es lohnt dann einmal mehr als zu wenig nach einer Hypothyreose zu fahnden. Immerhin ist im hohen Lebensalter mit einer Prävalenz der manifesten Hypothyreose von etwa 3 % und der subklinischen von mehr als 7 % zu rechnen.

Das klinische Bild der sekundären Hypothyreose ist weniger eindrucksvoll als das der primären. Einerseits hält die Schilddrüse trotz verminderter oder fehlender hypophysärer Stimulation eine TSH-unabhängige Basalsekretion aufrecht. Andererseits tritt ein TSH-Mangel nahezu ausnahmslos im Kontext mit weiteren hypophysären Funktionseinschränkungen und deren Symptomatik auf. Hierzu zählen auffallende Blässe und Leistungsminderung infolge ACTH/MSH-Mangels oder Zeichen des sekundären Hypogonadismus. Manchmal stehen die Symptome der Raumforderung im Vordergrund (Kopfschmerzen, Gesichtsfelddefekte).

Verantwortlich ist der schrittweise Ausfall der somatotropen, gonadotropen und adrenokortikotropen Achse infolge Kompression des gesunden Hypophysenvorderlappenparenchyms durch die intraselläre oder sellanahe Raumforderung.

3.2.3. Paraklinische Diagnostik

Aufgrund der in den meisten Fällen wenig vordergründigen klinischen Symptomatik hat die Schilddrüsenfunktionsdiagnostik zum Nachweis oder Ausschluß einer Hypothyreose herausragende Bedeutung (Tab. 2.2., 2.3., 2.4.). Der geringste anamnestische und klinische Verdacht auf das Vorliegen eines Schilddrüsenhormonmangels oder die Notwendigkeit seines Ausschlusses erfordert die Bestimmung des basalen TSH. Die Diagnose einer primären Hypothyreose wird durch einen normalen TSH-Spiegel ausgeschlossen, durch eine erhöhte TSH- und erniedrigte FT4-Konzentration belegt. Der FT3 (T3)-Spiegel eignet sich für die Hypothyreosediagnostik weniger. In frühen Phasen der Hypothyreose versucht der Organismus, die thyreogene Stoffwechsellage durch vermehrte Konversion von Thyroxin zu Trijodthyronin zu kompensieren. Im Ergebnis findet man normale oder gar hochnormale FT3 (T3)-Serumwerte (Abb. 3.14).

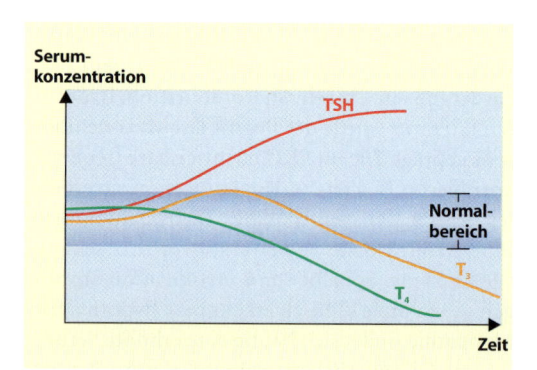

Abb. 3.14: Verlauf der TSH-, T4- und T3-Serumspiegel während der Entstehung einer primären Hypothyreose.

Erst in fortgeschrittenen Stadien sinkt auch das Trijodthyronin unter die Normgrenze ab. Die sekundäre Hypothyreose wird paraklinisch charakterisiert durch einen erniedrigten FT4- und verminderten oder niedrignormalen TSH-Spiegel.

Das TSH ist nach TRH-Stimulation nicht oder nicht ausreichend stimulierbar (Tab. 2.4). Die Schilddrüsenfunktionsdiagnostik muß durch die Überprüfung der weiteren Hypophysenvorderlappen- (ggf. Hypophysenhinterlappen)-funktionen erweitert werden. Häufig liegen bereits eine Insuffizienz der somatotropen, gonadotropen oder adrenokortikotropen Achse vor. Die bildgebende und ophthalmologische Diagnostik klärt die lokalmorphologischen Befunde ab.

Die sehr seltene tertiäre Hypothyreose läßt sich oft nicht klar von der sekundären abgrenzen, da durch langfristige Unterstimulation der thyreotropen Zellen durch das Zwischenhirn im Rahmen des TRH-Testes kein eindeutiger TSH-Anstieg erreicht wird (fehlendes "priming"). Für die Schilddrüsenhormonsubstitution besitzt die Abgrenzung keine Rolle.

3.2.4. Subklinische Hypothyreose

Die subklinische Hypothyreose ist definiert durch eine erhöhte basale TSH-Konzentration (> 4 mE/l) und einen im euthyreoten Bereich liegenden FT4-Spiegel. Vordergründige klinische Symptome fehlen im allgemeinen. An dieser Stelle sei auf die besondere Problematik der Hypothyreosefrühformen und die Altershypothyreose hingewiesen (siehe vorangegangene Kapitel). Eine chronisch-lymphozytäre Autoimmunthyreoiditis z.B. durchläuft über Jahre den Zustand der subklinischen Hypothyreose, wobei anfangs eine nahe euthyreote, später eine nahe hypothyreote Stoffwechsellage resultiert. Subtile Untersuchungen, Verlaufsbeobachtungen und Therapieversuche von Personen im Zustand der subklinischen Hypothyreose weisen darauf hin, daß in vielen Fällen ein Behandlungsbedarf besteht. Die Diskussion, ob alle Personen mit dieser Befundkonstellation therapiepflichtig sind, ist bis heute nicht abgeschlossen. Das Problem liegt in der nicht ausreichend sicheren Quantifizierbarkeit der Schilddrüsenhormonwirkung in den peripheren Geweben und in der Frage, ob alle Organsysteme gleichermaßen betroffen sind. Objektive Symptome und Meßparameter, die auf einen Schilddrüsenhormonmangel hinweisen, rechtfertigen von vornherein die Thyroxinsubstitution. In einer sorgfältig geführten Langzeitbeobachtung von 154 Patienten mit einer subklinischen Hypothyreose entwickelten innerhalb von 10 Jahren 34 % eine manifeste Hypothyreose. 80 % von ihnen hatten TSH-Ausgangswerte >12 mE/l. Die Höhe der TPO-AK-Titer korrelierte ebenfalls mit der Hypothyreoserate. Aus den Ergebnissen mehrerer kleiner prospektiver Verlaufsstudien unter Levothyroxin läßt sich eine frühzeitige Therapie rechtfertigen. In jüngsten Publikationen kristallisiert sich unter definierten Kautelen eine Tendenz zur Substitution ab basalen TSH-Spiegeln > 4 mE/l heraus. Es gibt Hinweise dafür, daß sie die Thyreoiditisaktivität zu senken und die Manifestation einer manifesten Hypothyreose hinauszuzögern vermag. Das potentielle Risiko einer T4-Übertherapie läßt sich durch regelmäßige TSH-Kontrollen zuverlässig vermeiden. Die in Tab. 3.25 zusammengestellte Empfehlung entspricht dem aktuellen internationalen Konsens.

- Symptome, die auf eine Gewebshypothyreose deuten (Billewicz/Zulewski Index)
- Psychische Beschwerden, depressive Verstimmung
- Verlängerte frequenzkorrigierte QT-Zeit
- Bradykardie
- Verlängerte Achillessehnenreflexzeit
- Bei fertilen Frauen Regeltempostörungen, ungewollte Kinderlosigkeit
- Erhöhter Serumcholesterinspiegel bzw. LDL-HDL-Quotient
- Reaktive Hyperprolaktinämie
- Schilddrüsenvergrößerung
- Zustand nach Schilddrüsenoperation
- Zustand nach Radiojodtherapie
- Therapeutisch unentbehrliche Medikation mit thyreostatischem Nebeneffekt
- Kinder
- Pubertätsalter
- Schwangerschaft, Stillphase
- Senium
- Erhöhtes (atherogenes) kardiovaskuläres Risiko
- Hohe TPO-/Thyreoglobulin-Antikörpertiter
- Basales TSH > 10 mE/l (auch ohne oben genannte Symptome)

Tab. 3.25: Indikationen für die Behandlung einer subklinischen Hypothyreose.

3.2.5. Ätiologie, Pathogenese, Differentialdiagnostik der Hypothyreoseformen

Die Ursachen der verschiedenen Formen der neonatalen Hypothyreose sind aus Tab. 3.22 ersichtlich.

Im Erwachsenenalter dominieren iatrogene oder autoimmunologische Ursachen der Schilddrüsenunterfunktion (Tab. 3.23). Postoperativ in situ verbliebene kleine Schilddrüsenreste mit einem Volumen von deutlich weniger als 10 ml können trotz ausreichender Jodidversorgung den euthyreoten Zustand nicht mehr aufrecht erhalten. Bis zu 90 % der Patienten nach einer Operation einer Basedow-Schilddrüse bedürfen einer späteren Thyroxinsubstitution (☞ Kap. 3.1.6.1.3.). Die primäre Hypothyreoserate nach I 131-Therapie hängt von der Indikation und der verabreichten Organenergiedosis ab. Sie schwankt zwischen 50-90 % und liegt beim Morbus Basedow am höchsten (☞ Kap. 3.1.6.1.2.). Auch externe Halsbestrahlungen führen nach 3-6jähriger Latenz in 20-60 % der Fälle zu einer subklinischen oder manifesten primären Hypothyreose. Einige Medikamente mit thyreostatischem Wirkprofil können für einen hypothyreoten Zustand verantwortlich sein. Hierzu zählen die Übertherapie mit Thyreostatika (☞ Kap. 3.1.6.1.1.), Lithium infolge Freisetzungshemmung präformierter Hormone aus dem Thyreoglobulinverband und Jodexzeß (jodhaltige Röntgenkontrastmittel, Amiodaron). Eine jodinduzierte Hypothyreose ist kein häufiges Ereignis und wurde bislang bei latenter Autoimmunthyreoiditis Hashimoto oder Personen ohne vorher bekannter Schilddrüsenerkrankung in Regionen mit ausreichender oder übermäßiger Jodversorgung beobachtet.

Sind iatrogene Ursachen ausgeschlossen, liegt in den meisten Fällen eine chronisch-lymphozytäre Thyreoiditis vor. Bei der hypertrophen (klassischen) Form der Hashimoto-Thyreoiditis findet man die Schilddrüse palpatorisch vergrößert und im Sonogramm das typische wolkige bis homogen echoarme Muster. Die Szintigraphie bringt ohne sonographische Herdbefunde keine Zusatzinformation. Die TPO-Antikörpertiter im Serum sind in fast 90 % der Fälle deutlich erhöht. Das gleiche trifft in etwa 60 % für die Thyreoglobulinantikörper zu. Positive TSH-R-AK sind die Ausnahme.

Die genannte Befundkonstellation reicht aus, um die Diagnose zu stellen. In unklaren Situationen kann die Feinnadelaspirationszytologie durch das typische lymphozytär-plasmazelluläre Bild die Diagnose sichern (Abb. 2.12d). Selten wurde bei der Hashimoto-Thyreoiditis die Kombination mit einem malignen Lymphom gefunden. Die entsprechenden Regionen sind sonographisch nahezu echofrei. Die differentialdiagnostische Abgrenzung kann Schwierigkeiten bereiten.

Die in der älteren Literatur bekannte Diagnose der "idiopathischen Hypothyreose" entspricht der atrophischen Verlaufsform der Autoimmunthyreoiditis. Zytotoxische Prozesse führen im Laufe der Jahre zur Schilddrüsenparenchymverkleinerung und zum Verlust ihrer Funktion. Schilddrüsengewebe ist in Spätzuständen auch sonographisch kaum noch nachweisbar. Mit zunehmendem Schwund des Antigenpools können die Schilddrüsenautoantikörpertiter sinken. Die Antikörpertiter sind zur Diagnosenfindung von außerordentlicher Wichtigkeit, taugen aber nicht für die Beurteilung des Verlaufs oder der Effektivität der Therapie. Überzufallshäufig weisen Patienten mit einer chronisch-lymphozytären Autoimmunthyreoiditis die HLA-Antigene DR5 und DQA1*0501 auf. Für die Routinediagnostik hat das keine Bedeutung. Von praktischem Interesse ist die überzufallshäufige Kombination mit weiteren autoimmunologisch bedingten Endokrinopathien wie Morbus Addison, Diabetes mellitus Typ I, Hypoparathyreoidismus und anderen (☞ Kap. 3.1.5.1.).

Im Rahmen moderner Therapieformen verschiedener Tumoren oder Entzündungen mit Alpha- und Gamma-Interferon sowie Interleukinen fand man passagere Anstiege von TPO- oder Thyreoglobulin-Antikörpern oder/und die Entwicklung einer subklinischen bis manifesten Hypothyreose. Diesem Umstand ist durch regelmäßige Überprüfung des basalen TSH-Spiegels Rechnung zu tragen.

Äußerst selten kann eine ausgedehnte Infiltration der Schilddrüse durch spezifisches Granulationsgewebe bei Systemerkrankungen oder Tumorzellen eine Hypothyreose zur Folge haben. Auf die sekundäre und tertiäre Hypothyreose wurde bereits eingegangen.

Differentialdiagnostisch von einer Hypothyreose im engeren Sinne müssen Zustandsbilder im Rahmen schwerer Allgemeinerkrankungen (NTI-Syndrom) abgegrenzt werden. Passagere hypothyreote Phasen können im Rahmen einer silent oder Postpartum-Thyreoiditis oder selten auch de-Quervain-Thyreoiditis auftreten. Auch sind Beeinflussungen des TSH-Spiegels durch schilddrüsenunabhängige Faktoren zu berücksichtigen (extrem selten TSH-Antikörper, Medikamenteneinfluß).

3.2.6. Therapie der Hypothyreose

3.2.6.1. Schilddrüsenhormonsubstitution

Mit Ausnahme passagerer Schilddrüsenunterfunktionen besteht die Therapie der Hypothyreose unabhängig ihrer Ursache in der lebenslangen Schilddrüsenhormonsubstitution. Levothyroxin ist nach heutigem Kenntnisstand das Mittel der Wahl. Es wird nach oraler Einnahme bis zu 80 % resorbiert. Da die Resorption in Abhängigkeit von der Nahrungszusammensetzung beeinflußt wird, hat es sich bewährt, das T4 als Bolus morgens ca. eine halbe Stunde vor dem Frühstück einzunehmen. Thyroxin entfaltet seine Wirkung langsam. Aufgrund der langen Plasmahalbwertszeit von 190 Stunden unterliegt die T4-Serumkonzentration kaum Schwankungen. In den Körperzellen erfolgt die bedarfsgerechte Bereitstellung des stoffwechselaktiven Trijodthyronins per Konversion durch Außenringmonodejodierung des T4 (☞ Kap. 1.2.). Die von wenigen Autoren generell zur Substitution der Hypothyreose propagierte Kombination von T3 und T4 im Verhältnis 1:10 ist gegenwärtig nicht allgemein akzeptiert.

3.2.6.2. Dosierung

Eine optimale Thyroxindosis beseitigt die Symptome des Hormonmangels und sichert die euthyreote Stoffwechsellage. Bei primärer Hypothyreose normalisiert sich das TSH. Das FT4 liegt dabei meist im oberen Normbereich, selten gering darüber. Das FT3 (T3) darf auf keinen Fall die Euthyreosegrenze überschreiten. Zu hohe T3-Spiegel zeigen eine Überdosierung an (Hyperthyreosis factitia). Der Thyroxinbedarf unterliegt einer erheblichen individuellen Streubreite, weshalb die Substitutionsdosis keinem starren Schema folgt, sondern jedem Patienten "maßgeschneidert" angepaßt werden muß. Im Durchschnitt beträgt die tägliche T4-Menge 2 µg/kg Körpermasse, entsprechend 100-200 µg. Manche, besonders ältere Menschen, haben einen wesentlich geringeren Bedarf, andere dagegen können Dosierungen von mehr als 300 µg benötigen. Schilddrüsenhormone führen zur Hochregulation der adrenergen Rezeptoren am Herzmuskel und tragen somit zum vermehrten myokardialen Sauerstoffbedarf bei. Deshalb sollte die Initialdosis niedrig gewählt und nur in größeren Abständen schrittweise auf die individuell erforderliche Erhaltungsdosis gesteigert werden. Dabei gilt die klinische Regel:

> Je älter der Patient, je länger die hypothyreote Krankheitsdauer, je ausgeprägter das klinische Bild der Schilddrüsenunterfunktion, je mehr Begleiterkrankungen (besonders koronare Herzkrankheit), desto vorsichtiger der Dosisaufbau.

Bei jüngeren, ansonsten gesunden Personen, kann mit 50 µg Levothyroxin begonnen und zügig bis zur endgültigen Dosis aufgebaut werden. Bei älteren und KHK-Patienten startet man je nach Situation mit 12,5-25 µg täglich, steigert in 4wöchigen Abständen schrittweise um 12,5-25 µg täglich bis zu der Menge, die das Therapieziel garantiert und die vom Patienten nebenwirkungsfrei toleriert wird (Tab. 3.26). Gelegentlich muß man wegen geklagter Beschwerden auf eine Vollsubstitution verzichten und eine subklinische Hypothyreose oder gar geringe Untersubstitution akzeptieren. Die von einigen Autoren vor mehreren Jahren propagierte sofortige Einstellung auf die kalkulierte Dauerdosis hat sich nicht durchsetzen können.

	Jüngere Patienten	Ältere Patienten
Startdosis	25-50 µg	12,5-25 µg
Dosissteigerung	25-50 µg alle 2-4 Wochen	12,5-25 µg alle 4 Wochen
Endgültige Dosis	inividuell, in der Regel nach 3-6 Monaten erreicht Ziel: • TSH im Normbereich • FT4 im mittleren bis oberen Normbereich • FT3, (T3) im unteren bis mittleren Normbereich	

Tab. 3.26: Substitution der primären Hypothyreose mit Levothyroxin (Tagesdosen).
Anmerkung: Je älter der Patient, je länger und schwerer die hypothyreote Symptomatik, je mehr Begleiterkrankungen (besonders koronare Herzkrankheit), desto vorsichtiger der Dosisaufbau mit Levothyroxin.

3.2.6.3. Kontrollen

In der Verlaufskontrolle ist sehr sorgfältig auf die Rückbildung der hypothyreoten Symptomatik zu achten. Bei der primären Hypothyreose eignet sich darüber hinaus die TSH-Spiegelmessung. FT4 und besonders FT3 (T3) haben bei erniedrigtem TSH zum Erkennen einer ungewollten Übertherapie Bedeutung. In der Initialphase sind Kontrollintervalle im 4-wöchigen Abstand erforderlich, um die Mitarbeit des Patienten, eventuelle Nebenreaktionen, die Rückbildungsgeschwindigkeit der Symptomatik und des TSH-Spiegels zu beurteilen. Später reichen 3- bis 6-monatige Intervalle aus. Es sei angemerkt, daß nach dem Erreichen einer vorläufigen Thyroxinerhaltungsdosis weitere Steigerungen nur in Abhängigkeit vom TSH-Spiegel sinnvoll sind. Da das TSH langsam absinkt, sollten zwischen Dosiskorrekturen mindestens 6 bis 8 Wochen liegen. Ist es unbeabsichtigt zu einer Hyperthyreosis factitia gekommen, unterbricht man die Therapie für wenige Wochen und setzt sie dann mit entsprechend niedrigerer Dosis fort.

Die Schilddrüsenhormonsubstitution mit Absenken des TSH-Spiegels in den Normbereich hat weder einen erhöhten Knochenturnover noch eine Osteopenie geschweige denn eine Osteoporose zur Folge.

Patienten mit einer permanenten Hypothyreose sind nach Erreichen der endgültigen Substitutionsdosis bedingt gesund und voll leistungsfähig. Gerade deshalb sind sie auf die Notwendigkeit des lebenslangen Schilddrüsenhormonersatzes aufmerksam zu machen.

Die Thyroxinersatztherapie in sachkundiger Hand ist ungefährlich und ohne Kontraindikationen, da sie den Hormonmangel wieder in die physiologische Norm anhebt.

3.2.6.4. Besonderheiten

Im **höheren Lebensalter** ist dem (bis zu einem Drittel) geringeren Thyroxinbedarf Rechnung zu tragen.

Im Gegensatz dazu steigt der Schilddrüsenhormonbedarf einer Mutter während der **Schwangerschaft** um etwa 40 %. Die Substitutionsdosis einer manifest hypothyreoten Schwangeren ist spätestens seit Kenntnis der Gravidität um diesen Betrag zu erhöhen. Werdende Mütter mit einer subklinischen Hypothyreose sind unbedingt zu substituieren. Das TSH sollte stets im sicheren Normbereich liegen, was über regelmäßige TSH-Kontrollen abzusichern ist. Darüber hinaus kommt in Jodmangelgebieten eine Jodidsupplementierung von täglich 100 µg bis zum Abschluß der Stillphase dem Kind zugute. Bei gezielter Familienplanung sollte schon vor Eintritt der Schwangerschaft mit den Substitutions- bzw. prophylaktischen Maßnahmen begonnen werden. Kinder von Müttern mit einer suffizient substituierten Hypothyreose unterscheiden sich nicht von denen gesunder Frauen.

Passagere Hypothyreosen sind nur so lange zu substituieren wie dies nötig ist. Deshalb machen in größeren Intervallen wash-out-Phasen mit Überprüfung der Schilddrüsenfunktion Sinn (z.B. nach 6-12 Monaten).

Eine besondere Situation stellt der **Zustand nach Thyreoidektomie und Radiojodelimination** der Schilddrüsenreste wegen eines differenzierten Schilddrüsenkarzinoms dar. Die Thyroxindosis liegt in diesen Fällen höher als sie für die Substitution erforderlich wäre. Das Erfordernis besteht in der kompletten Suppression des TSH. Die freien Thyroxinspiegel befinden sich dabei fast regelmäßig oberhalb der Normgrenze. Das Trijodthyronin bleibt im Normbereich. Gelegentlich kann zur Überprüfung dieses Zieles ein TRH-Test notwendig werden. Ist im Rahmen der Tumornachsorge ein Jod-131-Ganzkörperszintigramm indiziert, muß 6-8 Wochen vor dem Termin das Thyroxin abgesetzt werden. Um die für den endogenen TSH-Anstieg notwendige schilddrüsenhormonfreie Phase bis zum Szintigramm kurz zu halten, wird auf L-Trijodthyronin umgesetzt, das eine wesentlich kürzere Plasmahalbwertszeit hat (19 Stunden). Die Tagesdosen von T3 bewegen sich zwischen 60 und 100 µg. Dadurch kann die wash-out-Zeit auf 10-14 Tage vor dem Untersuchungstermin verkürzt werden. Neuerdings übernehmen die Krankenkassen in begründeten Fällen (Verlust der Arbeits- oder Geschäftsfähigkeit durch die Hypothyreose) die Kosten für rekombinantes humanes TSH zur Applikation vor der Untersuchung. Man injiziert zwei Tage und einen Tag vor der J-131-Szintigraphie je eine Ampulle rhTSH i.m. bei unverändert fortlaufender Levothyroxingabe. Neben dem Vorteil des unbeeinflußten Allgemeinbefindens des Patienten steigt die diagnostische Sicherheit infolge der zu erreichenden wesentlich höheren TSH-Serumspiegel.

Ist eine immunogene primäre Hypothyreose mit einem **Morbus Addison** (Immunadrenalitis) kombiniert (☞ Kap. 3.1.5.1.), muß grundsätzlich vor der Schilddrüsenhormonersatztherapie mit der Kortikoidsubstitution begonnen worden sein.

Prinzipiell trifft das gleiche zu für eine **sekundäre Hypothyreose**, die fast ausschließlich in den Rahmen mehrerer Hypophysenvorderlappenfunktionsausfälle, auch der adrenokortikotropen Achse, eingebettet ist. Aufgrund der TSH-unabhängigen Schilddrüsenhormonbasalsekretion entwickeln sich nicht so gravierende hypothyreote Zustände und die Thyroxinsubstitutionsdosen liegen in aller Regel niedriger als bei primären Hypothyreosen. Auch der Dosisaufbau kann zügiger erfolgen. Zur Therapieüberwachung eignet sich das TSH natürlich nicht. Hierzu sind der FT4- und FT3- (T3)-Spiegel heranzuziehen.

Niedrige isolierte T3- oder zusätzlich T4-Spiegel im Rahmen **schwerer Allgemeinerkrankungen** und im Aggressionsstoffwechsel bedeuten einen Schutzmechanismus des Organismus und dürfen nicht substituiert werden (☞ Kap. 4.).

Die Therapie der **subklinischen Hypothyreose** richtet sich in erster Linie nach der Besserung der durch die Gewebshypothyreose verursachten Symptome oder paraklinisch nachweisbaren Störungen und in zweiter Linie nach der Absenkung des TSH-Spiegels in den Normbereich, minimal bis an die untere Normgrenze. Um zu überprüfen, ob eine Symptomatik oder paraklinische Veränderungen der vermeintlichen hypothyreoten Situation anzulasten waren, empfiehlt sich eine Therapieunterbrechung nach 6-12 Monaten. Das Ergebnis entscheidet über das weitere Procedere. 5-10 % der subklinischen Hypothyreosen gehen im Verlauf eines Jahres in eine manifeste über. Ob die subklinische Hypothyreose bereits Ausdruck einer milden Gewebshypothyreose und damit ein generell behandlungsbedürftiger Zustand ist, kann gegenwärtig noch nicht eindeutig beantwortet werden (☞ Kap. 3.2.4.). Das in Tab. 3.25 empfohlene Vorgehen entspricht dem derzeit akzeptierten therapeutischen Stand.

Abschließend sei auf **Einflüsse der Thyroxinresorption** hingewiesen. Ein Malabsorptions- oder Maldigestionssyndrom kann die Thyroxinaufnahme aus dem Darm verschlechtern. Das gleiche gilt für einige Medikamente wie Anionenaustauscher und Magensäurebinder. Die Resorptionsverluste müssen durch entsprechende Dosiserhöhung ausgeglichen werden. Gelegentlich muß auf den Einsatz des biologisch aktiveren und besser resorbierbaren Trijodthyronins zurückgegriffen werden. In extremen Situationen kann eine intravenöse Thyroxinapplikation nicht umgangen werden.

Nur in Ausnahmefällen ist die Kombination mit einem Trijodthyroninpräparat sinnvoll. Das trifft zu für Zustände mit einer Konversionsschwäche und für die generalisierte Schilddrüsenhormonresistenz.

3.2.7. Hypothyreotes Koma (Myxödemkoma)

Das hypothyreote Koma ist eine extrem seltene endokrine Krise, die trotz intensiver therapeutischer Bemühungen in mehr als der Hälfte der Fälle letal endet. Lange Zeit vor der kritischen Entgleisung befinden sich die Patienten bereits in einem schweren hypothyreoten Zustand. Sie gleiten schleichend in das hypothyreote Koma hinein. Betroffen sind in erster Linie ältere Menschen, deren Hypothyreose nicht erkannt oder nicht ausreichend behandelt wurde. Pathogenetische Grundlage ist die extreme Gewebshypothyreose. Die Folgen sind komplex. Der klinische Schweregrad korreliert nicht mit dem im Serum meßbaren FT4-Spiegel. Als Auslöser gelten Dysstreß, schwerwiegende Zweiterkrankungen wie Infektionen und Herzinsuffizienz, Operationen, Kälteexposition, Alkoholeinfluß, Sedativa, Narkotika.

Leitsymptome für das Myxödemkoma sind neben den Zeichen der schweren Hypothyreose Hypothermie (< 30 °C), Bradykardie (< 50 Schläge/min), Bradypnoe (≤ 5 Atemzüge/min), schwere Hypotonie, träge bis erloschene Muskeleigenreflexe, Bewußtseinstrübung bis hin zum Koma infolge Hypoxie und Azidose. Diagnostisch beweisend sind die meist sehr niedrigen FT4- und FT3- (T3)-Spiegel und das sehr hohe TSH. Fast ausschließlich handelt es sich um primäre Hypothyreosen (Tab. 3.27).

Symptome
• Klinische Zeichen der schweren Hypothyreose
• Hypothermie (< 30 °C)
• Bradykardie (< 50/min)
• Bradypnoe (< 5/min)
• Schwere Hypotonie
• Verlängerte bis erloschene Muskeleigenreflexe
• Oligurie
• Ergüsse
• Bewußtseinstrübung bis Koma
Häufig begleitende paraklinische Befunde
• Niedervoltage-EKG
• CK erhöht
• ALAT, ASAT, LDH erhöht
• Hyponatriämie
• paO_2 erniedrigt, $paCO_2$ erhöht
Diagnosensicherung
• FT4 erniedrigt
• FT3 (T3) erniedrigt
• TSH erhöht (bei primärer Hypothyreose)

Tab. 3.27: Hypothyreotes Koma.

Die Blutgasanalyse zeigt die Konstellation einer respiratorischen Globalinsuffizienz (paO_2 erniedrigt, $paCO_2$ erhöht). Verantwortlich hierfür ist eine schwere alveoläre Hypoventilation in Kombination mit verminderter Lungenperfusion. Fast regelmäßig sind die CK, Aminotransferasen und LDH erhöht, die Blutglukose erniedrigt.

Eine entgleiste sekundäre Hypothyreose verläuft immer unter dem komplexen Bild des hypophysären Koma, bei dem der sekundäre Verlust der Nebennierenrindenfunktion das klinische Bild entscheidend mitprägt.

Der begründete Verdacht auf ein hypothyreotes Koma fordert die unverzügliche Einleitung spezifischer und intensivtherapeutischer Maßnahmen. Der Patient gehört auf eine Intensivtherapieabteilung. Im Gegensatz zur einschleichenden Thyroxinsubstitution bei nicht entgleister Hypothyreose sind beim Koma sofort 500 µg injizierbares Levothyroxin intravenös als Bolus zu applizieren, um den dramatisch reduzierten Thyroxinpool im Körper rasch aufzufüllen. An den folgenden Tagen werden je 100 µg Levothyroxin ebenfalls intravenös appliziert. Vor Beginn der T4-Substitution muß mit der Hydrokortisongabe begonnen werden, da die Nebennierenfunktion bei jeder schweren Hypothyreose relativ insuffizient ist. Adjuvante Maßnahmen wie Glukoseinfusionen, Flüssigkeits- und Elektrolytbilanzierung, Plasmaexpander, assistierte oder kontrollierte Beatmung, temporäre Elektrostimulation des Herzens hängen vom Zustand des Patienten ab. Das gilt auch für weitere Medikationen wie Glykosid und Antibiotika. Kontraindiziert sind Sedativa, Narkotika und rasche passive Erwärmung. Gelingt es, die Krise zu beherrschen, wird schrittweise auf die individuell adaptierte orale Thyroxintherapie eingestellt (Tab. 3.28).

- Versorgung auf einer Intensivtherapieeinheit
- 200 mg Hydrokortison/24h per infusionem
- Zügige Dosisreduktion nach Beherrschen des hypothyreoten Koma
- Levothyroxin 500 µg i.v. am ersten Tag
  Levothyroxin 100 µg i.v. jeden darauffolgenden Tag
  Nach Beherrschen des hypothyreoten Koma Umstellung auf orale Erhaltungsdosis

  Adjuvante Therapie im Bedarfsfall:
- Glukose-, Flüssigkeits-, Elektrolytsubstitution
- Volumenersatz
- Glykosid
- Antibiotika
- Beatmung
- Temporärer Schrittmacher

  Kontraindiziert
- Sedativa, Narkotika
- passive Erwärmung

Tab. 3.28: Therapie des hypothyreoten Koma.

Literatur

Allolio, B., Schulte, H.M.: Praktische Endokrinologie. Urban und Schwarzenberg, München, Wien, Baltimore, 1996

Bunevitius, R., Kazanavicius, G., Zalinkevicius, R. et al.: Effects of thyroxine as compared with thyroxine plus triiodothyronine in patients with hypothyroidism. New Engl.J.Med. 340 (1999) 424-429

Deutsche Gesellschaft für Endokrinologie: Rationale Diagnostik in der Endokrinologie. Thieme Stuttgart, New York 1993

Deutsche Gesellschaft für Endokrinologie: Rationale Therapie in der Endokrinologie einschließlich Diabetologie und Stoffwechsel. Thieme Stuttgart, New York 1997

Grüters, A.: Neonatales Screening zur Früherkennung der angeborenen Hypothyreose: Therapie, Ergebnisse. In: Usadel,K., Weinheimer,B. (Hrsg.), Schilddrüse 1995. De Gruyter Berlin, New York 1996, S.11-19

Hampel, R. Weber M, Ventz M. et al.: Zur Stellung der Trijodthyroninbestimmung in der Schilddrüsenfunktionsdiagnostik. Dt. Gesundh.-wesen 34 (1979) 483-487

Huber G., Mitrache C., Meier Ch. et al.: Langzeitstudie bei subklinischer Hypothyreose: Spontanverlauf und Prädiktoren der manifesten Hypothyreose. Schweiz.med.Wochenschr. 128 (1998) 1902-1905

Kluwe, H., Farschidpur, D.: Fehldiagnosen der Hypothyreose. Dtsch.med.Wschr. 88 (1963) 2456-2458

Meier, C., Staub, J., Roth, C. et al.: TSH-controlled L-thyroxin therapy reduces cholesterol levels and clinical symptoms in subclinical hypothyroidism: a double blind, placebo-controlled trial (Basel Thyroid Study). J.Clin.Endocrinol.Metab. 2001

Mekkakia-Benhabib C., Marcellin, P., Colas-Linhart, N. et al.: Histoire naturelle des dysthyroidies survenant sous interféron dans le traitement des hépatites chroniques C. Annales d´Endocrinologie (Paris) 57 (1996) 419-427

Monzani F., Del Guerra P., Caraccio, N. et al.: Subclinical hypothyroidism: Neurobehavioral features and beneficial effect of L-thyroxine treatment. Clin.Invest. 71 (1993) 367-371

Neufeld M., Mac Laren N., Blizzard R.: Autoimmune polyglandular syndromes. Pediat.Ann. 9 (1980) 154-162

Pfannenstiel, P., Hotze, L.-A., Saller, B.: Schilddrüsenkrankheiten. Diagnose und Therapie. Berliner Medizinische Verlagsanstalt 1997

Pörtel S., Loebig H., Derwahl M. et al.: Schwangerschaftsassoziierte Schilddrüsenfunktionsstörungen. In Usadel K-H, Weinheimer B. (Hrsg.): Schilddrüsenerkrankungen in verschiedenen Lebensabschnitten. De Gruyter Berlin, New York 1996, S. 223-227

Staub J., Althaus B., Engler H. et al.: Spectrum of subclinical and overt hypothyroidism: Effect on thyrotropin, prolactin and thyroid reserve and metabolic impact on peripheral target tissues. Amer.J.Med. 92 (1992) 631-642

Wenzel K.: Einfluß von pharmakologischen Substanzen auf die in-vitro-Tests der Schilddrüsenfunktionsdiagnostik: Anlaß zu diagnostischen Irrtümern. Therapiewoche 30 (1980) 6348-6365

Wenzel, K.: Schilddrüsenfunktionstests und Medikamente. Beurteilungskriterien bei störenden Interferenzen. Münch.Med.Wschr. 138 (1996) 658-661

3.3. Thyreoiditis

Unter dem Sammelbegriff der Thyreoiditis werden Erkrankungen unterschiedlicher Ätiologien, Symptomatiken und klinischer Verläufe zusammengefaßt. Je nach Ordnungsgesichtspunkt gibt es zwei Einteilungsprinzipien der Thyreoiditiden.

▶ Klassifikation nach der Ätiologie

▶ Klassifikation nach dem klinischen Verlauf

1.	Autoimmunthyreoiditis
1.1.	chronisch lymphozytäre Thyreoiditis
1.1.1.	klassische Form (Hashimoto)
1.1.2.	atrophische Form
1.2.	subakute lymphozytäre Thyreoiditis
1.2.1.	silent Thyreoiditis
1.2.2.	Postpartum-Thyreoiditis
1.3.	Amiodaron-induzierte Thyreoiditis (Typ I)
1.4.	Zytokin-induzierte Thyreoiditis
1.5.	Chronisch fibrosierende Thyreoiditis ("eisenharte Riedelstruma")
2.	Nicht immunogene Thyreoiditis
2.1.	infektiöse Thyreoiditis
2.2.	perineoplastische Thyreoiditis
2.3.	Strahlenthyreoiditis
2.4.	Subakute granulomatöse (Riesenzellen-) Thyreoiditis (de Quervain)
2.5.	Amiodaron-induzierte Thyreoiditis (Typ II)

Tab. 3.29: Einteilung der Thyreoiditis nach der Ätiologie.

1.	akute Thyreoiditis
1.1.	infektiöse Thyreoiditis
1.2.	perineoplastische Thyreoiditis
1.3.	Strahlenthyreoiditis
2.	subakute Thyreoiditis
2.1.	subakute granulomatöse (Riesenzellen-) Thyreoiditis (deQuervain)
2.2.	subakute lymphozytäre Thyreoiditis
2.2.1.	silent Thyreoiditis
2.2.2.	Postpartum-Thyreoiditis
2.2.3.	Amiodaron induzierte Thyreoiditis (Typ I und II)
2.2.4.	Zytokin induzierte Thyreoiditis
3.	chronische Thyreoiditis
3.1.	chronisch lymphozytäre Thyreoiditis (Hashimoto)
3.2.	chronisch lymphozytäre Thyreoiditis (atrophische Form)
3.3.	chronisch fibrosierende Thyreoiditis (Riedelstruma)

Tab. 3.30: Einteilung der Thyreoiditis nach dem klinischen Verlauf.

3.3.1. Autoimmunthyreoiditis

Die autoimmunologisch verursachten Thyreoiditiden stellen das Hauptkontingent aller Schilddrüsenentzündungen. Obwohl der Morbus Basedow strenggenommen eine Thyreoiditis darstellt, wird er auf Grund seiner Sonderrolle in diesem Kapitel nicht abgehandelt (☞ Kap. 3.1.5.1.).

3.3.1.1. Chronisch lymphozytäre Thyreoiditis

Die chronisch lymphozytäre Thyreoiditis beginnt im allgemeinen als hypertrophische (klassische) Form, wie sie Hashimoto 1912 erstmals beschrieb. Frauen im mittleren Lebensalter sind am häufigsten betroffen. Die Erkrankung führt schleichend zu einer schmerzlosen Vergrößerung der Schilddrüse mit erhöhter Konsistenz. Im Langzeitverlauf entwickelt sich regelmäßig eine primäre Hypothyreose, die entweder Folge einer zunehmenden Schilddrüsenatrophie infolge progredienter zytotoxisch bedingter Zerstörung von Schilddrüsengewebe und/oder von blockierenden Antikörpern gegen den TSH-Rezeptor bzw. Thyroidperoxidase ist. Bei Frauen mit positivem TPO-AK-Titer beobachtete man ein Hypothyreoserate von 5 % pro Jahr. Die atrophische Form der chronisch lymphozytären Thyreoiditis führt von vornherein zur Schilddrüsenatrophie und -unterfunktion. Sie ist in der älteren Literatur unter den Synonymen "idiopathische Hypothyreose bzw. primäres Myxödem" bekannt.

Die **Pathogenese** der chronisch lymphozytären Thyreoiditis ist komplex und noch nicht restlos geklärt. Über die folgenden grob skizzierten Zusammenhänge besteht gegenwärtig weitgehend Konsens: Genetische Prädisposition (HLA-DR5, DQA1*0501, -DR3, -B8, -DR4), Umweltfaktoren (höhere Jodexposition, Viren), T-Supressorzelldefekt, vermehrte Zytokinfreisetzung durch unkontrollierte T-Helferzellen, Antikörperproduktion via stimulierte B-Zellen und Plasmazellen, gesteigerte Apoptose von Follikelzellen. Auslöser des Gesamtprozesses scheinen abnorm differenzierte dendritische Zellen zu sein, wodurch eine ordnungsgemäße Immuntoleranz nicht mehr aufrechterhalten werden kann. (s. auch Kap. 3.1.5.1.2.). Eine lympho-plasmazelluläre Infiltration des Schilddrüsenparenchyms dominiert das histologische Bild. Daneben fallen eosine Epithelzellen (Hürthlezellen), Follikeldestruktionen und Fibrosierungen auf.

Überzufallshäufig gibt es Kombinationen mit weiteren Autoimmunerkrankungen (☞ Kap. 3.1.5.1.2.).

Für das **klinische Bild** typisch ist die Beschwerdefreiheit (abgesehen von der sich entwickelnden Hypothyreose oder dem Kropf). Bei der hypertrophischen (klassischen) Form findet man die Schilddrüse palpatorisch vergrößert und im Sonogramm das charakteristische wolkige bis homogen echoarme Muster (Abb. 2.2g). Hingegen stellt sich die Schilddrüse im Fall einer atrophischen Thyreoiditis sehr klein oder nicht mehr dar. Die Szintigraphie bringt ohne sonographische Herdbefunde keine Zusatzinformation. Die TPO-Antikörpertiter im Serum sind in fast 90 % der Fälle deutlich erhöht. Das gleiche trifft in 50-70 % für die Thyreoglobulinantikörper zu. Positive TSH-R-AK sind die Ausnahme. Die genannte Befundkonstellation reicht aus, um die Diagnose zu stellen. Mit zunehmendem Schwund des Antigenpools können die Schilddrüsenautoantikörpertiter sinken. In unklaren Situationen kann die Feinnadelaspirationszytologie der Absicherung dienen (typisches lymphozytär-plasmazelluläres Bild, Abb. 2.12d). Da bei einer Hashimoto-Thyreoiditis gelegentlich gleichzeitig maligne Schilddrüsenveränderungen oder ein -Lymphom beobachtet wurden, ist bei entsprechendem Verdacht die Diagnostik konsequent zu erweitern. Die betroffenen Regionen stellen sich sonographisch nahezu echofrei dar. Manchmal kann die differentialdiagnostische Abgrenzung Schwierigkeiten bereiten. Selten beginnt eine Hashimoto-Thyreoiditis mit einer passageren hyperthyreoten Episode, das zu dem Begriff der "Hashitoxikosis" führte. Verantwortlich sind in erster Linie die Freisetzung präformierter Schilddrüsenhormone aus destruierten Follikeln, seltener Zytokine oder TSH-R-AK. Der Einsatz eines unselektiven β-Blockers (z.B. Propranolol) macht im Einzelfall therapeutischen Sinn.

3.3.1.2. Subakute lymphozytäre Thyreoiditis

Die subakute lymphozytäre Thyreoiditis hat pathogenetisch und histologisch trotz Unterschieden viele Ähnlichkeiten mit der chronischen Form. Das gilt auch für die Assoziation mit anderen Autoimmunkrankheiten (☞ Kap. 3.1.5.1.2.). Bis zu einem Viertel der Fälle verläuft die Erkrankung klinisch stumm (**silent Thyreoiditis**). Der Rest präsentiert sich zunächst über wenige Wochen als milde Hyperthyreose mit oder ohne schmerzloser konsistenzvermehrter Struma. Eine wenigwöchige hypothyreote Phase kann, muß aber nicht folgen, um schließlich in Euthyreose zu münden. Nur selten persistiert eine Hypothyreose, die permanent substitutionspflichtig bleibt. Sonographisches Bild und Autoantikörpermuster ähneln dem der chronischen Thyreoiditis, wenngleich in deutlich abgeschwächter Form. Die quantitative Szintigraphie zeigt einen verminderten Gesamt-Uptake. Therapeutische Maßnahmen erübrigen sich meist. Gelegentlich kommen β-Blocker zum Lindern der hyperthyreoten Beschwerden zum Einsatz. Da keine prädiktiven Marker für den langfristigen Verlauf hinsichtlich des Übergangs in eine permanente primäre Hypothyreose bekannt sind, sollte einmal jährlich das TSH kontrolliert werden. Während Schilddrüsenautoantikörpertiter für die Diagnosenfindung von außerordentlicher Wichtigkeit sind, taugen sie nicht für die Beurteilung des Verlaufs oder der Effektivität der Therapie.

■ Postpartum-Thyreoiditis

Die Postpartum-Thyreoiditis gilt als Sonderform der subakuten lymphozytären Thyreoiditis. Sie tritt innerhalb eines Jahres nach Entbindung auf. Ihre Prävalenz beträgt im Durchschnitt 7 % (3-16 %) aller jungen Mütter. Die Postpartum-Thyreoiditis verursacht im allgemeinen keine klinischen Symptome. Innerhalb der ersten Monate kann sie von einer hyperthyreoten Funktionslage begleitet werden. Als Ursache diskutiert man auch hier eine Follikelschädigung (Leckhyperthyreose). Später sind transiente hypothyreote Phasen möglich. Meist wird sie zufällig entdeckt oder hohe TPO-AK-Titer (fakultativ TG-AK, selten TSH-R-AK) weisen den Weg. Eine umfangreiche japanische Studie zeigt, daß Frauen mit positiven schilddrüsenspezifischen Autoantikörpertitern während der Schwangerschaft mit einem höheren Risiko zur Postpartumthyreoiditis neigen als solche ohne Titer. Das Schilddrüsensonogramm zeigt während der hyperthyreoten Phase in der Regel normale Textur, kann aber später im Rahmen der transienten Hypothyreose in ein homogen echoarmes Muster übergehen. Eine FNP erübrigt sich, sofern keine knotigen Strukturen, die dann meist anderer Ursache sind, vorliegen. Nur bei deutlichen hyperthyreoten Beschwerden und diagnostischer Unsicherheit kann eine Tc-Szintigraphie nützlich sein (niedriger Gesamt-Uptake). Therapeutisch gelten die o.gen. Empfehlungen. Bis zu einem Viertel der Frauen entwickelt innerhalb von zwei bis vier Jahren eine permanente Hypothyreose, weshalb jährliche TSH-Kontrollen notwendig sind.

3.3.1.3. Amiodaron-induzierte Thyreoiditis Typ I

Der hohe Jodgehalt des Amiodaron kann im Falle einer präexistenten Autoimmunthyreopathie (M. Basedow) den zugrundeliegenden zellulären Entzündungsprozeß forcieren und die TSH-R-AK vermittelte Schilddrüsenhormonüberproduktion weiter steigern (Amiodaron-induzierte Hyperthyreose Typ I). Zur Typ I-Hyperhyreose gehört auch der rein jodinduzierte Hormonexzeß bei vorbestehender nicht immunogener Autonomie. (☞ Kap. 3.4.).

3.3.1.4. Zytokin-induzierte Thyreoiditis

Der Einsatz einer immunmodulatorischen Therapie hat in der modernen Medizin enorm zugenommen. Dabei ragt das Zytokin Interferon α infolge der häufigen Therapie der chronischen Hepatitis B und C heraus. Über **Interferon α 2a/b induzierte Thyreoiditiden** ist gehäuft berichtet worden. Frauen mit a priori erhöhten TPO- oder/und TG-AK-Titern scheinen anfälliger zu sein. Über die Mechanismen ist noch wenig bekannt. Man vermutet eher Zytokin-induzierte Veränderungen der zellulären Immunregulation als zytotoxische Prozesse. Klinisch sind sowohl hyperthyreote als auch hypothyreote Stoffwechsellagen beobachtet worden. Nach Beendigung der Zytokintherapie kam es in den meisten Fällen zur Spontanremission der Schilddrüsenfunktion, während das Verhalten der Antikörper unberechenbar blieb. Im Fall problematischer Verläufe mit Hyperthyreose muß unter Abwägung von Nutzen und Risiken über das weitere Vorgehen individuell entschieden werden. Die Substitution einer Hypothyreose mit Levothyroxin bereitet unter Weiterführung der Zytokintherapie keine Probleme.

3.3.1.5. Chronisch fibrosierende Thyreoiditis

Die chronisch fibrosierende Thyreoiditis ist eine extreme Seltenheit. Frauen sind dreimal so häufig betroffen wie Männer. Ihr pathologisch-morphologisches Substrat besteht in einer lokal destruierenden invasiven Fibrosierung mit dem kompletten Verlust des Schilddrüsengewebes. Nachbarstrukturen werden einbezogen, so daß klinisch neben der derben ("eisenharten"), meist asymmetrisch vergrößerten nicht schluckverschieblichen Schilddrüse ernsthafte lokale Komplikationen zur therapeutischen Eile zwingen können (Tracheastenose, Rekurrensparesen, Dysphagie, Veneneinflußstaung). Die Struma wächst langsam und kontinuierlich, fast immer schmerzfrei. Man beobachtete Assoziationen zu anderen fibrosierenden Erkrankungen (z.B. M. Ormond, Orbitopathie, Lungenfibrose, sklerosierende Cholangitis). Ätiologisch diskutiert man eine Zytokin vermittelte überschießende Fibrosierung. Etwa die Hälfte der mitgeteilten Fälle weist die relevanten Schilddrüsenautoantikörper auf und eine Assoziation zum M. Basedow wurde beschrieben. Funktionell besteht lange Zeit Euthyreose. Nur die fortgeschrittene Zerstörung des Schilddrüsenparenchyms führt zur hypothyreoten Stoffwechsellage. Das Sonogramm zeigt in den betroffenen Schilddrüseanteilen weitgehend Echoarmut ohne sichere Abgrenzbarkeit von der Umgebung. Lymphknotenschwellungen fehlen. Eine Tracerbelegung im Tc-Szintigramm läßt sich je nach Krankheitsstadium kaum oder nicht nachweisen. Differentialdiagnostisch muß in erster Linie ein anaplastisches Schilddrüsenkarzinom und weiter entfernt die fibröse Variante einer Hashimoto-Thyreoiditis abgegrenzt werden. Das Stellen der Diagnose gelingt ausschließlich histologisch nach der chirurgischen Entnahme einer repräsentativen Gewebeprobe.

Die einzige therapeutische Option besteht in der chirurgischen Resektion der Fibrosemassen. Auf Grund der Invasion in die Nachbarstrukturen gelingt in aller Regel keine radikale Sanierung. Die adjuvante Durchführung eines prolongierten Glukokortikoidstoßes (Startdosis 60 mg Prednisolon-Äquivalent pro Tag) hat sich bewährt. Die Nachsorge hängt ab vom postoperativen Status (Substitution eines Hypoparathyreoidismus?, Rekurrensfunktion?). Mit einer dauerhaften Levothyroxinsubstitution darf in den meisten Fällen gerechnet werden.

3.3.2. Nicht immunogene Thyreoiditis

In der Gruppe der nicht immunogenen Thyreoiditiden werden die infektiösen, die granulomatösen, die perineoplastischen und die strahlenbedingten Schilddrüsenentzündungen zusammengefaßt.

3.3.2.1. Infektiöse Thyreoiditis

Die infektiösen Thyreoiditiden verlaufen akut. Sie treten infolge der hervorragenden Durchblutung und Lymphdrainage der Schilddrüse selten auf. Immerhin passiert die gesamte Körperblutmenge innerhalb von 2½ Stunden einmal das Organ. In ¾ der Fälle sind als Erreger grampositive Kokken, Brucellen, Hämophilus influenzae, E.coli, Clostridien, Pseudomonas aeruginosa oder Salmonella enteritidis isoliert worden. Die restlichen 25 % entfallen auf Parasiten, Mykobakterien, Spirochäten und Pilze. Der Übertragungsweg erfolgt fast ausschließlich per continuitatem ausgehend von eitrigen Inflammationen im Umfeld der Schilddrüse oder durch infizierte penetrierende Verletzungen. Hämatogene Absiedlungen stellen die Ausnahme dar oder hängen vom Erregertyp ab. Als Infektionsquellen kommen Herde im Urogenitaltrakt, im Intestinum, in der Lunge oder in der Haut in Betracht. Ob Viren eine akute Thyreoiditis auslösen können, ist bislang nicht bewiesen. Klinisch imponiert neben ausgeprägten Allgemeinsymptomen (Abgeschlagenheit, Fieber, Palpitationen bis Tachykardie, Schweißneigung) ein hochentzündlicher stark schmerzhafter Lokalbefund mit den klassischen Inflammationszeichen. Bei Einschmelzungen läßt sich eine Fluktuation palpieren. Oft strahlen die Schmerzen in Richtung Unterkiefer, Gehörgang oder Hinterkopf aus. Die lokalen Drainagelymphknoten weisen schmerzhafte Schwellungen auf. Die Schilddrüsenfunktion bleibt fast immer euthyreot. Während die Sonographie einen inhomogenen echoarmen nicht immer glatt begrenzten Herdbefund zeigt, liefert die Tc-Szintigraphie keinen nennenswerten Informationszuwachs. Eine Feinnadelbiopsie dient in erster Linie dem Materialgewinn zur Erregeranzucht. Differentialdiagnostisch müssen eine Thyreoiditis deQuervain, eine akute Einblutung in das Schilddrüsenparenchym sowie rasch wachsende Prozesse abgegrenzt werden. Die Therapie besteht in einer analgetisch- antiphlogistischen und zunächst kalkulierten, später gezielten antimikrobiellen Medikation. Mitunter macht sich eine chirurgische Intervention (z.B. Drainage) erforderlich. In der Regel heilen die infektiösen Thyreoiditiden ohne Thyroxinsubstitutionspflicht aus. Durch Mykobakterien oder Pilze ausgelöste Thyreoiditiden verlaufen weniger brisant und erfordern naturgemäß eine spezifische Chemotherapie. Auf die Spezifik von Infektionen mit opportunistischen Keimen bei HIV-Patienten (z.B. Pneumocystis carinii u.a.) sei hingewiesen.

3.3.2.2. Subakute glomerulomatöse Thyreoiditis deQuervain

Die subakute glomerulomatöse Thyreoiditis deQuervain verläuft meist unter einem prägnanten klinischen Bild und heilt bis auf wenige Ausnahmen spontan und folgenlos aus. Die Erkrankung bevorzugt Frauen im mittleren Lebensalter. Überzufallshäufig tritt sie im Gefolge von Influenza-, Coxsackie-, Adeno-, Echo- und Mumpsviren auf. Besonders prädisponiert scheinen Träger des Haplotyps HLA-Bw35 und -B67 zu sein. Man vermutet eine virale Triggerung zum granulomatösen Entzündungsprozeß in der Schilddrüse bis auf das 50-fache gegenüber der Durchschnittspopulation. Neben dem in den meisten Fällen typischen klinischen Bild (Krankheitsgefühl, subfebrile bis fieberhafte Temperaturen, heftigster spontaner und besonders Berührungsschmerz der betroffenen Schilddrüsenregionen mit Ausstrahlen zum ipsilateralen Gehörgang oder Kiefergelenk) findet man im Sonogramm fleckförmige, unscharf begrenzte echoarme Areale, die im Verlauf der Erkrankung ihre Größe, Begrenzung, Echogenität sowie Lage wechseln (Abheilung, Auftreten neuer Herde an anderer Stelle; Abb. 2.2h). Nicht selten stellen sich die Patienten primär beim Otologen oder Kieferorthopäden vor. Infolge der Zerstörung von Schilddrüsenfollikeln gelangen in der Anfangsphase der Erkrankung Schilddrüsenhormone und Thyreoglobulin in die Blutbahn (Leckhyperthyreose), weshalb neben einem supprimierten TSH- und erhöhten peripheren Schilddrüsenhormonspiegeln ein erniedrigter bis supprimierter Tc-Uptake charakteristischerweise auffällt. Die Feinnadelpunktion dient bei unklaren Verläufen der differentialdiagnostischen Abgrenzung in erster Linie von Malignität oder einer unspezifischen bakteriellen Thyreoiditis. Mehrkernige Riesenzellen innerhalb eines granulomatösen lymphohistiozytären Zellbildes sind typisch für die deQuervain-Thyreoiditis, weshalb sie auch als subakute unspezifische granulomatöse Riesenzellenthyreoiditis bezeichnet wird (Abb. 2.12d). Schilddrüsenautoantikörper können als Begleitphänomen niedrigtitrig nachweisbar werden, haben aber keine diagnostische Relevanz. Unspezifische Entzündungsparameter und eine beschleunigte Blutkörperchensenkungsgeschwindigkeit begleiten die floride Phase. Im Verlauf klingt parallel zur Abschwächung der Symptomatik die Hyperthyreose spontan ab. Thyreostatika haben keine pathophysiologische Basis, weshalb im Erfordernisfall β-Rezeptorenblocker die hyperthyreoten Beschwerden gut kupieren. Eine kausale Therapie der deQuervain-Thyreoiditis gibt es nicht. Bei geringer Intensität des Prozesses reicht die Gabe von Antiphlogistika aus (ASS, Indometazin o.a.). Ansonsten bringt ein Glukokortikoidstoß in abfallender Dosierung mit Startdosen um 60 mg Prednisolon-Äquivalent rasche, vom Patienten oft als spektakulär empfundene Linderung. Die Erhaltungsdosis sollte so titriert werden, daß Beschwerdenfreiheit erhalten bleibt. Die Kortikoidtherapie beeinflußt nicht die Krankheitsdauer. Das Ausbleiben der erwarteten raschen Besserung muß das Überprüfen der Diagnose nach sich ziehen. Verlaufsprognosen sind nicht möglich. Die Schübe dauern Wochen bis Monate, ganz selten länger. Rezidive können in bis zu 20 % der Fälle auftreten. In Ausnahmefällen wurde als ultima ratio über die Thyreoidektomie berichtet.

3.3.2.3. Perineoplastische Thyreoiditis

Im umgebenden Schilddrüsengewebe von Thyreoideakarzinomen oder Metastasen findet man bisweilen reaktive lymphozytäre Infiltrationen, die als perineoplastische Thyreoiditis bekannt sind. Dadurch können solche Tumorknoten einen Palpationsschmerz aufweisen. Die sonographischen und szintigrafischen Befunde entsprechen denen des malignen Knotens, die Schilddrüsenfunktion bleibt euthyreot. Nicht selten können niedrigtitrige Antikörper gegen Thyreoglobulin und/oder TPO zusätzliche differentialdiagnostische Schwierigkeiten bereiten. Dasselbe trifft zu auf das Ergebnis der Zytologie. In Zweifelsfällen sollte grundsätzlich die histologische Klärung angestrebt werden.

3.3.2.4. Strahlenthyreoiditis

Im Rahmen von perkutanen Bestrahlungen des Halses oder einer J^{131}- Therapie kann sich passager eine unspezifische Strahlenthyreoiditis entwickeln. Extrem selten wurde ein ähnlicher meist lokalisierter Prozeß nach Feinnadelpunktion beobachtet. Klinisch fallen ein dumpfer Spontan- und Palpationsschmerz über der gesamten Schilddrüse und eine Organschwellung auf. Gelegentlich tritt eine milde hyperthyreote Episode auf. Therapeutische Maßnahmen sind meist nicht erforderlich. Im Einzelfall schaffen Antiphlogistika oder Glukokortikoide, kurzzeitig verabreicht, Linderung.

3.3.2.5. Amiodaron-induzierte Thyreoiditis Typ II

Bei der zweiten Form der durch Amiodaron-induzierten Thyreoiditis dominieren neben den zellulären thyreoidalen entzündlichen Infiltraten zytotoxische Prozesse mit Zerstörung von Schilddrüsenfollikeln, wodurch Thyreoglobulin und präformierte Schilddrüsenhormone in die Blutbahn gelangen. Die Folge ist eine "Leckhyperthyreose". Zwischen der Typ I- und Typ II-Hyperthyreose gibt es fließende Übergänge. (☞ Kap. 3.4.).

Literatur

Bartalena, L., Brogioni, S., Grasso, L. et al.: Treatment of amiodarone induced thyrotoxicosis, a difficult challenge: results of a prospective study. J.Clin.Endocrinol.Metab. 81 (1996) 2930-2933

DeGroot, L.: Effects of irradiation on the thyroid gland. Endocr.Metab.Clin.N.Amer. 22 (1993) 607-615

Gerstein, H.: How common is postpartum thyroiditis? A methologic overview of the literature. Arch.intern.Med. 150 (1990) 1397-1400

Hashimoto, H.: Zur Kenntnis der lymphomatösen Veränderung der Schilddrüse (Struma lymphomatosa). Arch Klin.Chir. 97 (1912) 219-248

Heufelder, A., Hofbauer, L.: Die Thyreoiditiden. Dt.Ärztebl. 95 (1998) 466-476

Mann, K., Weinheimer, B., Janßen, O. (Hrsg.): Schilddrüse und Autoimmunität. De Gruyter Berlin, New York 2002

Mekkakia-Benhabib, Marcellin, P., Colas-Linhart, N. et al.: Histoire naturelle des dysthyroidies survenant sous interferon dans le traitement des hepatites chroniques C. Ann.Endocrinol.(Paris) 57 (1996) 419-427

Meng, W.: Die Krankheiten der Schilddrüse. Urban und Fischer, München, Jena 1999

Nohr, S., Jorgensen, A., Pedersen, K. et al.: Postpartum thyroid dysfunction in pregnant thyroid peroxidase antibody-positive women living in an area with mild to moderate iodine deficiency: is iodine supplementation safe? J.Clin.Endocrinol.Metab. 85 (2000) 3191-3198

Schumm-Draeger, P.: Thyreoiditis. Internist 39m (1998) 594-598

3.4. Die Schilddrüse unter Amiodarontherapie

Amiodaron gilt als das derzeit wirksamste Antiarrhythmikum in der Behandlung tachykarder Herzrhythmusstörungen und besitzt nur eine geringe proarrhythmogene Potenz. Der antiarrhythmische Effekt beruht im wesentlichen auf einer Verlängerung der kardialen Repolarisation, weshalb es zu den Klasse-III-Antiarrhythmika zählt. Auf Grund seiner Eigenschaften genießt die Substanz einen breiten klinischen Einsatz.

Amiodaron blockiert am Herzen spezielle Ionenkanäle, die β-Rezeptoren und die T3-Rezeptor-Bindung. Darüber hinaus werden die β-Rezeptoren downreguliert. Abgesehen von verschiedenen potentiellen unerwünschten Wirkungen (Haut, Augen, Zentralnervensystem, Leber, Nieren, Lungen, Magen-Darm-Trakt), die hier außer Acht gelassen werden, muß unter Amiodaron auf Grund seiner chemischen Struktur und des hohen Jodgehaltes mit z.T. gravierenden Auswirkungen auf die Schilddrüse als ganzes (Thyreoiditis), ihre Funktion (Hyperthyreose, Hypothyreose) und auf die Interpretierbarkeit gemessener Schilddrüsenhormon-Serumwerte gerechnet werden.

Amiodaron ist ein Benzofuran-Derivat mit struktureller Ähnlichkeit zum Trijodthyronin und Thyroxin. Die Substanz und ihr Hauptmetabolit Desethylamiodaron entfalten in peripheren Geweben eine starke T3-antagonistische Wirkung. Besonders am Herzen führt das zu Hypothyreose ähnlichen Folgen: Verlängerung der Aktionspotentiale, Senkung der Herzfrequenz, negative Inotropie. Manche Autoren gehen sogar soweit, von einer "Gewebshypothyreose" zu sprechen. Der extrem hohe Jodanteil und die lange Eliminationshalbwertszeit von Amiodaron (ca. 56 Tage) und Desethylamiodaron (ca. 129 Tage) belasten die Schilddrüse erheblich. Infolge der ausgesprochenen Akkumulation der Substanzen im Fettgewebe, in der Leber, in den Lungen, in den Nieren und im Herzmuskel lassen sich Auswirkungen auf die thyreoidale Gesamtsituation noch bis ein Jahr nach dem Absetzen von Amiodaron nachweisen. 200 mg Amiodaron enthalten 75 mg organisches Jod, wovon mehr als 6 mg verfügbar sind. Die mitunter aus kardiologischer Indikation notwendige Erhaltungsdosis von 600 mg Amiodaron setzt täglich reichlich 22 mg verfügbares Jod frei. Das entspricht dem mehr als 100 fachen Tagesbedarf! Diese gewaltige Jodmenge überfordert die Autoregulationskapazität der Schilddrüse (Wolff-Chaikoff-Effekt, thyreoidale Jodidclearance). Hinzu kommt eine Hemmung der Jodthyronin-5´-Dejodase Typ I, weshalb in den peripheren Geweben weniger Thyroxin in T3 konvertiert und weniger rT3 in Dijodthyronin abgebaut wird. Das äußert sich in hohen FT4- und rT3-Spiegeln sowie einer niedrigen bis subnormalen FT3-Konzentration im Blut. Die längere Einnahmedauer des Antiarrhythmikums führt zu weiteren Veränderungen.

Innerhalb der ersten drei Monate steigt das TSH an und kann Werte bis 20 mE/l erreichen. Die Ursache liegt einerseits in der verminderten generellen T3-Synthese und andererseits in der erniedrigten intrahypophysären T3-Konzentration durch Hemmung der 5´-Dejodase im Hypophysenvorderlappengewebe. Die Hemmung der T3-Rezeptorbindung in der thyreotropen Zelle steigert zusätzlich die TSH-Ausschüttung. Im weiteren Verlauf hängt der TSH-Spiegel von der jeweiligen Schilddrüsenfunktionslage ab und kann zu niedrig, zu hoch oder normal sein. Insgesamt entwickelt etwa die Hälfte aller unter Amiodaron stehenden Patienten ein abnormes Muster der im Serum gemessenen Schilddrüsenhormonparameter, obwohl in den meisten Fällen eine euthyreote Stoffwechsellage vorliegt.

In Jodmangelgebieten muß in 10-15 % mit der Entwicklung einer hyperthyreoten und bis 5 % mit einer hypothyreoten Stoffwechsellage gerechnet werden. In sehr gut jodversorgten Regionen liegen die Angaben für die Hyperthyreoserate zwischen 1,6 und 3,3 % und für die der Hypothyreose zwischen 0,6 und 22 %. Hyperthyreose gefährdet sind Patienten mit einer präexistenten nicht immunogenen Autonomie, seltener solche mit einem latenten M.Basedow. Einerseits löst der Jodexzeß die Überfunktion direkt aus, andererseits kann eine

Exacerbation des vorhandenen Autoimmunprozesses mit verantwortlich zeichnen (Amiodaron-Thyreoiditis Typ I). In primär gesunden Schilddrüsen kann die Freisetzung präformierter Schilddrüsenhormone eine Folge der jodinduzierten destruierenden Thyreoiditis im Sinne einer "Leckhyperthyreose" sein (Amiodaron induzierte Thyreoiditis Typ II). Das histologische Bild entspricht einer zellulären Entzündungsreaktion mit thyreozytotoxischen Merkmalen, Follikelzerstörung und Fibrosierung.

Die diagnostische Abgrenzung einer wirklichen Hyperthyreose von den bei vielen Amiodaron-Patienten vorhandenen Auffälligkeiten der peripher gemessenen Schilddrüsenhormone kann schwierig sein. Die klinischen Symptome liefern oft keine typischen Bilder (Überlagerung durch die kardiale Problematik, antiadrenerge Wirkung des Amiodarons). Das FT3 bleibt wegen der Konversionshemmung ein unzuverlässiger Parameter. Für eine Hyperthyreose spricht das rasche Ansteigen des ansonsten niedrigen bis subnormalen FT3. Auch die weitere Zunahme der ohnehin hohen FT4-Konzentration weist in diese Richtung. Das TSH allein ist diagnostisch wenig verwertbar. Nur ein eindeutig supprimiertes TSH (<0,01 mE/l) in Kombination mit einem deutlich erhöhten FT4 (und eventuell zusätzlich hohen FT3) läßt mit ausreichender Wahrscheinlichkeit eine hyperthyreote Stoffwechsellage annehmen. Das Unterscheiden zwischen einer Hyperthyreose Typ I und Typ II hat therapeutische Konsequenzen. Hochdosiert Thyreostatika in Kombination mit Perchlorat sind die Mittel der ersten Wahl beim Typ I. Gelegentlich läßt sich als ultima ratio, wie auch bei anderen jodinduzierten Hyperthyreosen, die Thyreoidektomie nicht umgehen. Die Typ II-Hyperthyreose spricht gut auf Glukokortikoide an. In Tab. 3.31 sind die wichtigsten differentialdiagnostischen Kriterien zusammengefaßt. Im Verlauf sind anfangs Kontrollen von TSH, FT4 und FT3 in 2-3 wöchigen Abständen, später aller drei Monate obligat. Nach beendeter Amiodarontherapie empfehlen sie sich für etwa ein weiteres Jahr.

Die Schilddrüsenüberfunktion gefährdet den kardial kranken Patienten zusätzlich. Hinzu kommen die Unwägbarkeiten in der diagnostischen Beweisführung und die problematische Therapie der jodinduzierten Hyperthyreose. Deshalb gilt dem Erkennen von thyreoidalen Risikopatienten im Vorfeld kardiologischer Maßnahmen besondere Aufmerksamkeit. Das bezieht die Frage nach alternativen antiarrhythmischen Maßnahmen ein. Wenn die Amiodarongabe unumgänglich aber planbar ist, sollte im Vorfeld ein bestehendes Hyperthyreoserisiko indikationsgerecht eliminiert werden (relevante nichtimmunogene Autonomie, latente und manifeste Autoimmunhyperthyreose). In Notsituationen muß von Anbeginn auf ausreichenden Perchlorat-/Thiamazolschutz geachtet werden.

Für die Entwicklung einer hypothyreoten Stoffwechsellage sind die im Amiodaron enthaltenen hohen Jodmengen verantwortlich: verminderte Synthese und Inkretion von Schilddrüsenhormonen, Begünstigung einer vorhandenen chronisch lymphozytären Autoimmunthyreoiditis. Eine besonders hohe Hypothyreoserate beobachtete man bei Patienten mit positiven TPO-Titern und/oder sonographischer Echoarmut der Schilddrüse. Bei Personen ohne TPO- oder TG-AK treten kaum Hypothyreosen auf.

Ein erhöhter basaler TSH- und zu niedriger FT4-Spiegel sichern die Diagnose. FT3 ist nicht verwertbar. Die meisten "Amiodaron-Hypothyreosen" verlaufen transient und bilden sich innerhalb von wenigen Monaten nach Absetzen des Antiarrhythmikums zurück.. Prognostische Marker für das Übergehen in eine permanente Unterfunktion gibt es nicht. Die Substitution erfolgt mit einschleichenden Levothyroxindosen. Das TSH sollte auf den oberen Normbereich adjustiert werden. Werte gering oberhalb von 4 mE/l sind akzeptabel. Das Erzwingen einer TSH-Normalisierung hat meist die Paralysierung der spezifischen Amiodaronwirkungen am Myokard oder hyperthyreote Effekte zur Folge.

	Amiodaron-Hyperthyreose Typ I	Amiodaron-Hyperthyreose Typ II
Präexistente Thyreopathie	nichtimmunogene Autonomie, Autoimmunthyreopathie	keine
Hyperthyreosemechanismus	gesteigerte SD-Hormonbildung	gesteigerte SD-Hormonfreisetzung, "Leckhyperthyreose"
Sonographie	Knoten, echonormal, inhomogen echoarm	meist homogen echoarm
Farbkodierte Dopplersonographie	gesteigerter Blutfluß	kaum darstellbarer Blutfluß
Tc-Uptake	normal oder erhöht	supprimiert
Zytologie	uncharakteristisch	Kolloid, Histiozyten, Zellvakuolen
Schilddrüsenautoantikörper	positiv bei M. Basedow	negativ
Interleukin 6-Spiegel	normal, gering erhöht	deutlich erhöht
Therapie	Kalium-Perchlorat plus (hochdosiert) Thiamazol	Glukokortikoide
Absetzen von Amiodaron	erforderlich	nicht erforderlich

Tab. 3.31: Kriterien zur Differenzierung der Amiodaron induzierten Hyperthyreosen.

Literatur

Bartalena, L., Brogioni,S., Grasso,L. et al.. Treatment of amiodarone-induced thyrotoxicosis, a difficult challenge: results of a prospective study. J.Clin.Endocrinol.Metab. 81 (1996) 2930-2933

Bartalena,L., Grasso,L., Brogioni,S. et al.: Serum interleucin-6 in amiodarone-induced thyrotoxicosis. J.Clin.Endocrinol.Metab. 78 (1994) 423-427

Bogazzi,F., Bartalena, L., Brigioni,S. et al.: Color flow doppler sonography rapidly differentiates type I and type II amiodarone-induced thyrotoxicosis. Thyroid 7 (1997) 541-543

Crystal,E., Gent,M., Roberts,R. et al.: Predictors of amiodarone thyroid toxicity: rates and risk factors from 5148 patients enrolled into randomized double-blind placebo-controlled trials. PACE 34 (2001) 33

Heufelder,A., Wiersinga,W.: Störungen der Schilddrüsenfunktion durch Amiodaron. Dt.Ärztebl. 96 (1999)853-860

Levalter,T., Schrickel,J., Shlevkov,N. et al.: Kardiale Effekte von Amiodaron. Dtsch.Ärztebl. 99 (2002) 2040-2046

Reschke,K., Lehnert,H.: Diagnostik und Therapie der Amiodaron-induzierten Hyperthyreose. In: Mann,K., Weinheimer,B., Janßen,O. (Hrsg.) Schilddrüse und Autoimmunität. De Gruyter Berlin, New York 2002, S. 302-307

Unger,J., Lambert,M., Jonckheer,M. et al.: Amiodarone and the thyroid: pharmacological, toxic and therapeutic effects. J.intern.Med. 233 (1993) 435-443

Das niedrig-T3-/T4-Syndrom

4. Das niedrig-T3-/T4-Syndrom

Synonyma:

- Non thyroidal illness (NTI)
- euthyroid-sick-Syndrom (ESS)
- low-T3-Syndrom

Im Rahmen schwerer Allgemeinerkrankungen, bei Mangelernährung und im Postaggressionsstoffwechsel sind niedrige Schilddrüsenhormonserumspiegel seit langem bekannt (Tab. 4.1). In einer großen Stichprobe von Intensivtherapiepatienten traf das auf 74 % der Fälle zu.

- Schwere Allgemeinerkrankungen
- Intensivtherapiepflichtige Zustände
- Niereninsuffizienz
- Dekompensierte Leberzirrhose
- Sepsis
- Tumorleiden
- Mangelernährung/Hunger
- Operationen
- Extreme Hitze
- Schwere körperliche Belastung

Tab. 4.1: Ursache des low-T3-Syndrom/NTI/ESS.

Zunächst wurde die Laborkonstellation namensgebend: "low-T3-Syndrom". Mit dem Gewinnen tieferer Einsichten in dieses Phänomen geht man heute von einem Schutzmechanismus des Organismus aus, um durch Absenken der T3- und später auch der T4-Konzentration Energie zu sparen, die zum Überwinden des den Organismus gefährdenden Zustandes benötigt wird. Das geschieht einerseits durch Hemmung der Außenringdejodierung von T4 zu 3,5,3'-T3. Andererseits steigt die Bildung des nahezu stoffwechselneutralen reverse-T3 (3,3',5'-T3) an (Abb. 1.2). Die Schwere des Zustandes korreliert invers mit dem T3-, später auch dem T4-Spiegel. TSH-Werte unter 0,4 mE/l weisen auf eine besonders schlechte Prognose hin (Tab. 4.2). Das veränderte Schilddrüsenhormonmuster im Serum unterliegt zusätzlichen Einflüssen. Stoffwechselmetaboliten im Katabolismus wie z.B. freie Fettsäuren hemmen die T4-Aufnahme in die Hepatozyten, wodurch die Konversion zum T3 zusätzlich vermindert wird. Zytokine senken den T3-Spiegel möglicherweise über eine direkte Beeinflussung der Hypophyse. Hinzu kommen die Konversionshemmung durch Glukokortikoide und eine herabgesetzte T4-Bindung an Thyroxin bindendes Globulin. Ob das Schilddrüsenhormonmuster beim Niedrig-T3-Syndrom nur eine Serumkonstellation bei erhaltener euthyreoter Funktionslage ist oder Ausdruck einer gestörten Hormonhomöostase, konnte bis heute nicht geklärt werden. Als Prognoseindex hat die Konstellation großen klinischen Wert. Fehlende oder geringe Absenkung von T3 (und T4) bzw. Wiederansteigen der vormals niedrigen Schilddrüsenhormone signalisieren das Überwinden des kritischen Zustandes des Patienten (Abb. 4.1).

Heute muß bei allen akut und chronisch Schwerkranken die Bestimmung von FT3, FT4 und TSH (in Ausnahmefällen des TRH-Tests) gefordert werden. Die rT3-Messung hat nur in der Anfangsphase einer schweren Erkrankung Sinn, wenn das FT4 noch nicht abgesunken ist. Besser ist die regelmäßige Verlaufskontrolle der aktiven Schilddrüsenhormone.

	Letalität
T3 erniedrigt	12 %
T3 erniedrigt, T4 erniedrigt	17 %
T3 erniedrigt, TSH erniedrigt	20 %
T3 erniedrigt, T4 erniedrigt, TSH erniedrigt	55 %

Tab. 4.2: Letalität und Schilddrüsenhormonspiegel bei 748 Intensivtherapiepatienten (Born et al. 1995).

Mit dem Überwinden des kritischen Zustandes normalisiert sich das Schilddrüsenhormonmuster (Abb. 4.1).

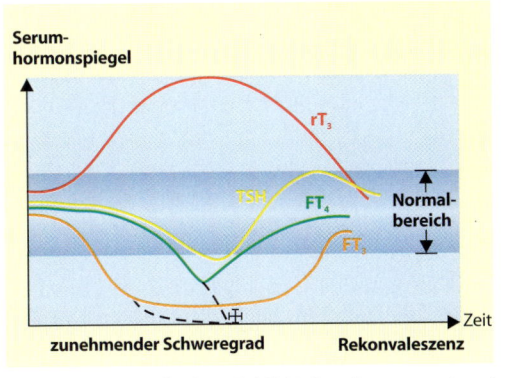

Abb. 4.1: Verlauf der Schilddrüsenhormonspiegel bei schweren Allgemeinerkrankungen.

Differentialdiagnostische Probleme bereitet das Erkennen einer vorhandenen Schilddrüsenfunktionsstörung bei gleichzeitigem Bestehen einer NTI. Hinter anscheinend normalen Schilddrüsenhormonserumspiegeln könnte eine Hyperthyreose verborgen sein. Andererseits kann das Bild einer sekundären Hypothyreose vorgetäuscht werden, wenn die peripheren Schilddrüsenhormone einschließlich TSH zu niedrig liegen. Gegen eine Funktionseinschränkung der Hypophyse sprechen normale bzw. erhöhte Kortisol- sowie (anfangs) reverse-T3-Spiegel. Zur Einschätzung der thyreogenen Stoffwechsellage sind die möglichen Beeinflussungen des Schilddrüsenhormonmusters zu berücksichtigen. Der TRH-Test kann Zusatzinformationen liefern. Die Betrachtung des Verhältnisses von FT4 zum korrespondierenden TSH ist hilfreich. Die Einflüsse einer veränderten Schilddrüsenhormontransportkapazität bei Gesamthormonbestimmung müssen von den konversionsbedingten Auswirkungen auf das Schilddrüsenhormonmuster unterschieden werden.

Zu aller Schwierigkeit der Interpretation der gemessenen Schilddrüsenhormonparameter gesellt sich der Einfluß der intensivtherapeutischen medikamentösen Maßnahmen besonders auf das TSH (Tab. 4.3).

Substanz	Ursache
Heroin, Methadon	hypothalamisch
Dopamin	TRH-antagonistisch
Dopaminagonisten Bromocriptin Lisurid Cabergolin Quinagolid	Verstärkung Dopamineffekt
L-Dopa	Dopaminpräkursor
Apomorphin Pyridoxin (Vit. B6)	Co-Enzym-Dopaminsynthese
Fusarinsäure	Dopaminabbauhemmer
Glukokortikoide, d-Thyroxin, T4-Analoga	Hypophysäre Hemmung
Somatostatinanaloga	Hemmung TSH-Freisetzung
Amiodaron	komplex

Tab. 4.3: Erniedrigung des Serum-TSH durch Medikamente.

In vielen Fällen bleibt die Frage nach der wirklichen Schilddrüsenfunktionslage unbeantwortet oder es gibt erst die Verlaufsbeobachtung Aufschluß.

Substitutionsversuche mit Trijodthyronin oder Thyroxin beeinflußten in keiner prospektiven Studie die Prognose des zugrundeliegenden Zustandes, hatten eher negative Auswirkungen. Der T3-Abfall bei Operationen unter Einsatz der Herz-Lungen-Maschine bereits nach 30 Minuten ist nicht die Folge einer NTI, sondern der Hormonabsorption an die Schlauchsysteme. Seine kurzfristige Substitution verbessert die hämodynamischen Parameter, nicht aber die Mortalität. Jüngste Mitteilungen weisen auf einen möglichen Benefit von TRH-Gaben bei ITS-Patienten hin.

Literatur

Allolio, B., Schulte, H.M.: Praktische Endokrinologie. Urban und Schwarzenberg, München, Wien, Baltimore, 1996

Born, B, Schweigart U., Delfs T. et al.: Konstellation der Schilddrüsenhormone als Parameter für die Prognose von Schwerkranken. Intensiv-Med. 32 (1995) 276-280

Deutsche Gesellschaft für Endokrinologie: Rationelle Diagnostik in der Endokrinologie. Thieme Stuttgart, New York 1993

Deutsche Gesellschaft für Endokrinologie: Rationelle Therapie in der Endokrinologie einschließlich Diabetologie und Stoffwechsel. Thieme Stuttgart, New York 1997

Gärtner R., Angstwurm M., Kittel A.: Prognostischer Wert der Schilddrüsenparameter bei schwerkranken älteren Patienten. In: Usadel K-H, Weinheimer B.(Hrsg.), Schilddrüsenerkrankungen in verschiedenen Lebensabschnitten. De Gruyter Berlin, New York 1996, S. 458-465

Hampel, R., Weber A., Jäger B. et al.: Schilddrüsenfunktionsparameter bei akuter Virushepatitis. Dt. Gesundh.-wesen 39 (1984) 1755-1757

Hampel R., Meng W., Weber A. et al.: Wechselbeziehungen zwischen Schilddrüsenfunktion und Leber. Dt. Gesundh.-wesen 37 (1982) 1563-1568

Pfannenstiel, P., Hotze, L.-A., Saller, B.: Schilddrüsenkrankheiten. Diagnose und Therapie. Berliner Medizinische Verlagsanstalt 1997

Reinhardt, W., Mann K.: "Non-thyroidal illness" oder Syndrom veränderter Schilddrüsenhormonparameter bei Patienten mit nichtthyreoidalen Erkrankungen. Med.Klin. 93 (1998) 662-668

Wenzel K.: Einfluß von pharmakologischen Substanzen auf die in-vitro-Tests der Schilddrüsenfunktionsdiagnostik: Anlaß zu diagnostischen Irrtümern. Therapiewoche 30 (1980) 6348-6365

Wenzel, K.: Schilddrüsenfunktionstests und Medikamente. Beurteilungskriterien bei störenden Interferenzen. Münch.Med.Wschr. 138 (1996) 658-661

Euthyreote Struma

5. Euthyreote Struma

5.1. Definition

Der Begriff der euthyreoten Struma umfaßt den Zustand einer sonographisch bzw. tastbar/sichtbar vergrößerten Schilddrüse mit euthyreoter Funktion. Die Struma kann diffus, ein- oder mehrknotig sein. Dem *Symptom euthyreote Struma* können sehr unterschiedliche Ursachen/Krankheiten zugrunde liegen (Tab. 5.1, ☞ Kap. 2.).

- \> 95 % alimentärer Jodmangel
- < 5 % andere Ursachen
  - nichtimmunogene Autonomie (bei klinisch nicht relevantem Autonomievolumen oder nicht ausreichendem Jodidangebot)
  - Autoimmunthyreopathien während der euthyreoten Phase
  - nichtimmunogene Thyreoiditiden
  - Malignome/Systemerkrankungen/Metastasen
  - Einblutungen, Zysten
  - Medikamente oder Substanzen mit thyreostatischem Potential
  - Akromegalie
  - Schilddrüsenhormonsynthesestörungen
  - Schilddrüsenhormonresistenz
  - Autonome oder paraneoplastische Produktion von TSH oder TSH-ähnlichen Substanzen
  - Genetische Faktoren

Tab. 5.1: Ursachen der euthyreoten Struma.

Die Bezeichnung "blande Struma", die für euthyreote Kröpfe nach dem Ausschluß von malignen und entzündlichen Veränderungen der Schilddrüse reserviert war, ist verlassen worden. Der mit Abstand häufigste Grund einer Schilddrüsenvergrößerung mit euthyreoter Stoffwechsellage in Deutschland ist das nicht ausreichende Jodidangebot in der Nahrungskette. Mehr als 95 % aller euthyreoten Schilddrüsenvergrößerungen sind Jodmangelstrumen. Der Einfluß weiterer strumigener Noxen ("Nahrungsgoitrogene") wie z.B. Thiozyanat oder Nitrat auf die Strumaendemie hierzulande ist bislang überschätzt worden. Im heutigen Sprachgebrauch versteht man die euthyreote Struma als benigne, nicht entzündliche und nicht immunogen verursachte Schilddrüsenvergrößerung mit normaler Funktionslage. Differentialdiagnostisch sind die seltenen Ursachen von der endemischen Jodmangelstruma abzugrenzen.

5.2. Klinisches Bild

Geringfügige Schilddrüsenvergrößerungen ohne Störung der schilddrüsenhormonabhängigen Stoffwechsellage bleiben auch dem Betroffenen in aller Regel verborgen. Bereits sichtbare Strumen werden nicht selten erstmals vom Umfeld des Patienten oder anläßlich einer ärztlichen Untersuchung bemerkt. Knotige Veränderungen registriert der Patient meist selbst. Gelegentlich wird über ein unbestimmtes Druck- und Engegefühl im Halsbereich (Globusgefühl), Schluckbeschwerden oder die Unmöglichkeit des Tragens geschlossener Kragen berichtet. Die Beschwerden können erstes Zeichen einer Struma sein, werden aber auch von Menschen berichtet, deren Schilddrüse nicht vergrößert ist (psychogen). Lassen sich eng anliegende Kragen (Hemden, Blusen) nicht mehr schließen, weist das objektiv auf eine Zunahme des Halsumfanges hin. Eine Verstärkung der Beschwerden bei Erregung, warmen Umfeldtemperaturen, lageabhängig oder prämenstruell kann durch die größere Blutfülle der Schilddrüse erklärt werden. Mechanische Komplikationen wie Halsveneneinflußstauung, inspiratorischer Stridor, Atemnot, Heiserkeit sind Folgen größerer oder knotiger bzw. retrosternaler Strumen infolge Kompression der Nachbarorgane (Gefäßnerven-scheide, Trachea, Ösophagus) (Abb. 2.3, 2.10, 2.11). Heiserkeit infolge einer Recurrensparese findet man bei benignen Strumen extrem selten. Sie signalisiert den dringenden Verdacht auf eine maligne Proliferation. Während Tracheaeinengungen bzw. -verlagerungen häufig zu beobachten sind, findet sich eine Tracheomalazie glücklicherweise sehr selten. Schluckstörungen infolge mechanischer Alteration des Ösophagus sind eher die Ausnahme. Eine Beschreibung der klinischen Untersuchung enthält Kap. 2.2.1. Bei adipösen, pyknischen ("Kurzhalssyndrom") oder sehr muskelkräftigen Personen kann die palpatorische Beschreibung einer Struma schwierig sein. Das gleiche trifft zu für Patienten mit einem ausgeprägten restriktiven Lungenemphysem, wo die Schilddrüse in die obere Thoraxapertur "abtaucht". Im Falle eines sehr schlanken Halses bei Kindern und Adoleszenten können Halslordose und subkutanes Fettgewebe inspektorisch eine Struma vortäuschen.

5.3. Diagnostik

Jede Schilddrüsenvergrößerung muß hinsichtlich ihrer Funktion und der zugrunde liegenden Ursachen abgeklärt werden (Tab. 5.2). Wertvolle Hinweise liefern eine sorgfältige Anamnese und die subtile klinische Untersuchung.

Basisuntersuchungen	
• Anamnese einschl. Familienanamnese (Kropffamilie?) • Klinische Untersuchung • Lokalbefund • Sonographie • bei lokalen mechanischen Komplikationen gezielte Erweiterung durch röntgentechnische und ggf. spezielle Verfahren	
Ausschlußdiagnostik	
Funktionsstörungen	Basales TSH
Autonomie	Quantitatives Szintigramm (Suppressionsszintigramm)
Thyreoiditisformen	Sonographie
	Gezielt: • Entzündungsparameter • Schilddrüsenautoantikörper • Zytologie
Knotenkropf und Malignitätsverdacht	• Sonographie • Szintigraphie • Zytologie • Gezielt: Spezialverfahren
Seltene Ursachen	Spezielle Verfahren

Tab. 5.2: Diagnostik bei euthyreoter Struma.

Zum Nachweis der euthyreoten Funktion genügt der Ausschluß einer Funktionsstörung durch Messung des basalen TSH. Ein normaler Serum-TSH-Spiegel erübrigt weitere funktionsdiagnostische Maßnahmen. Ansonsten folgen gezielte Erweiterungen (☞ Kap. 2.1.).

Inspektion und Palpation zur Beschreibung der Schilddrüsengröße und -beschaffenheit haben methodische Grenzen. Das gilt besonders für kleine Schilddrüsen, kleine intrathyreoidale Veränderungen, retrosternale und dystope Drüsenanteile. Die von der WHO empfohlene klinische Einteilung in die Strumagrößen I-III (Tab. 5.3) ist zu ungenau und zugunsten der exakten sonographischen Volumetrie verlassen worden. Die Sonographie stellt den nächsten und obligaten diagnostischen Schritt dar (☞ Kap. 2.2.2.). Im Rahmen der morphologischen Diagnostik und Ursachenklärung dient sie neben der Echotexturbeschreibung der Berechnung des Schilddrüsenvolumens. Die obere Grenze des normalen Schilddrüsenvolumens beträgt bei erwachsenen Frauen 18 ml, bei Männern 25 ml. Für Kinder gelten altersabhängige Normwerte (Tab. 2.6). Nach Untersuchungen von Kindern aus verschiedenen optimal mit Jodid versorgten Regionen Europas (1997) sind die maximalen Grenzvolumina wahrscheinlich höher anzusetzen. Genauer als der altersabhängige Volumenbezug ist es, die Schilddrüsengröße auf die Körperoberfläche zu berechnen. Vor der Pubertät gibt es keine Geschlechtsunterschiede in der Schilddrüsengröße.

Größe 0	keine Struma
Größe I	tastbare, bei rekliniertem Kopf sichtbare Struma
Größe II	sichtbare Struma ohne mechanische Komplikationen
Größe III	große, aus Entfernung sichtbare Struma oder kleine (retrosternale) Struma mit mechanischen Komplikationen

Tab. 5.3: WHO-Klassifikation der Strumagröße.

Ein quantitatives Schilddrüsenszintigramm benötigt man bei allen Knotenstrumen und bei sonographisch inhomogener Textur (☞ Kap. 2.2.3.). Im Ultraschall homogene Schilddrüsen müssen nicht szintigraphiert werden, sofern keine Indikation zur Radiojodtherapie besteht. Während der Schwangerschaft sind in-vivo-Untersuchungen mit Radionukliden kontraindiziert, während der Laktation unter Einhaltung bestimmter Bedingungen erlaubt (Verwerfen der Muttermilch für wenigstens 12 Stunden nach der Untersuchung). Der Verdacht auf eine (auch klinisch nicht relevante) Autonomie erfordert die Suppressionsszintigraphie, selbst wenn keine fokalen "heißen Areale" im Nativszintigramm identifiziert werden konnten.

Knotenkröpfe sind weiter abzuklären. Im Jodmangelgebiet liegt die Malignitätswahrscheinlichkeit bei etwa 5 % mit einem Gipfel vor dem 20. und nach dem 60. Lebensjahr. Besonders verdächtig sind solitäre kalte Knoten in jungen Jahren und derbe, kalte, echoarme Knoten, die sich rasch entwickelt haben, wachsen, oder ihre Echotextur bzw. Randbegrenzung ändern. Auch echoreiche Knoten können gelegentlich maligne sein. Heiße Knoten entarten extrem selten. Grundsätzlich muß jeder verdächtige Knoten zytologisch abgeklärt werden (☞ Kap. 2.2.5.). Malignitätsverdächtige Areale sind solange als maligne zu betrachten, bis das Gegenteil als bewiesen angenommen werden darf. Kann z.B. ein Knotenkropf in seiner Dignität durch die beschriebenen diagnostischen Verfahren nicht eindeutig abgeklärt werden und besteht nicht vordergründig Malignomverdacht, kann eine streng überwachte Verlaufsuntersuchung unter regelmäßigem Einsatz der Sonographie zur Entscheidungsfindung beitragen. Eine Wiederholungsszintigraphie macht erst bei Auftreten neuer Knoten Sinn.

Der Ausschluß entzündlich verursachter Schilddrüsenvergrößerungen erfolgt gezielt (Anamnese, Klinik, Sonographie, unspezifische Entzündungsparameter, Schilddrüsen-Autoantikörpertiter, Zytologie).

Große Strumen und solche, die mechanische Komplikationen verursachen, begründen den Einsatz röntgenologischer und schnittbildtechnischer Verfahren (Beurteilung von Trachea, Ösophagus, Mediastinum, Beurteilung dystoper und retrosternaler Schilddrüsenanteile sowie von Organbeziehungen zueinander). Gelegentlich werden Stimmbandfunktionsuntersuchungen oder eine Bodyplethysmographie benötigt.

Da im Strumaendemiegebiet Deutschland die euthyreoten Kröpfen im wesentlichen auf dem alimentären Jodmangel basieren, besteht die Differentialdiagnostik im Ausschluß anderer Ursachen.

Die Diagnose *Jodmangelstruma* ist das Ergebnis dieses Procedere.

Extrem seltene Ursachen einer Schilddrüsenvergrößerung mit Euthyreose erfordern den gezielten Einsatz spezieller Verfahren (Schilddrüsenhormonresistenz, Schilddrüsenhormonsynthesestörungen, genetische Faktoren u.a.).

5.4. Jodmangelstruma

5.4.1. Epidemiologie

Die Jodmangelstruma zählt zu den häufigsten Endokrinopathien. Mehr als ein Fünftel der Menschheit lebt in Jodmangelregionen. Das Spurenelement Jod wurde in den betreffenden Gebieten mit den Schmelzwassern der tauenden Gletschermassen am Ende der letzten Eiszeit vor etwa 10000 Jahren aus den Böden gewaschen und in die Weltmeere gespült. Mit Ausnahme von Meeresprodukten enthält deshalb die Nahrungskette einschließlich des Trinkwassers nicht ausreichend Jodid. In Europa betrifft dies die küstenfernen Territorien einschließlich Deutschland. Ein über Jahre bis Jahrzehnte während Jodmangel eines Individuums führt über spezielle Mechanismen zur Schilddrüsenvergrößerung (☞ Kap. 5.4.2.). Unbehandelt entwickeln sich in den meisten Strumen Autonomien und/oder kalte Knoten. Der diagnostische, therapeutische und metaphylaktische Aufwand unter Berücksichtigung von Lohnfortzahlung bei Arbeitsausfall und Krankenhausaufenthalt beläuft sich in Deutschland auf jährlich etwa 2,5 Milliarden DM. Jährlich werden mehr als 100000 Kropfoperationen ausgeführt. Die Strumaresektion steht an vierter Stelle der Operationsstatistik.

Seit der Existenz dokumentierter Überlieferung gibt es Hinweise auf das endemische Vorkommen von Strumen in zahlreichen Regionen der Welt. Wie ein Ariadnefaden läßt sich die Beziehung zum Jodmangel durch die Strumageschichte verfolgen. Bereits 3000 vor Christus verwendete man in China Seegras und gebrannten Schwamm gegen den Kropf, 1500 vor Christus in Ägypten unterägyptisches Salz. Marco Polo beobachtete im Gegensatz zu seiner norditalienischen Heimat in China kaum Kropfträger. Coindet setzte 1820 Kaliumjodid zur Strumabekämpfung ein. Boussingault empfahl 1825 Jodsalz zur Kropfprophylaxe. 1850 erbrachte Chatin den wissenschaftlichen Beweis des Jodmangels im Trinkwasser als Ursache für das endemische Kropfvorkommen. Jodmangel und Strumaendemie in ganz Deutschland wurden wissenschaftlich 1975 nachgewiesen. Damals lag ein Nord-Süd-Gefälle der Jodidversorgung und eine Nord-Süd-Zunahme der Kropfprävalenz vor. Nicht administrativ getragene Bemühungen einer Jodidprophylaxe in den alten Bundesländern und gesetzliche Maßnahmen in der DDR (seit 1984 zunehmende Jodierung des Paketspeisesalzes, seit 1986 Jodierung der Mineralstoffgemische in der Tierproduktion, Vorbereitung der Jodierung des Großgebindesalzes) verbesserte die durchschnittliche alimentäre Jodidversorgung und beseitigte das Nord-Süd-Gefälle.

Die erste prospektive deutschlandweite Untersuchung der Urinjodidausscheidung als Maß für die alimentäre Jodversorgung, des sonographischen Schilddrüsenbefundes, der Belastung mit den Strumigenen Thiozyanat, Nitrat und der Versorgung mit Zink und Selen an knapp 7000 Personen beiderlei Geschlechts aller Altersgruppen 1994 zeigte folgende Situation. Nur 9 % wiesen keinen Jodmangel auf. 72 % der Untersuchten hatten eine Harnjodidausscheidung von 50-150 µg/g Kreatinin, 17 % von 25-50 µg/g Kreatinin und 2 % von kleiner als 25 µg/g Kreatinin. Im Median trug fast jeder Zweite eine zu große Schilddrüse. Kropfprävalenz, Häufigkeit und Anzahl von Schilddrüsenknoten (> 0,5 cm Durchmesser) stieg mit zunehmendem Lebensalter an. Im Median zeigten ein Drittel der Frauen und ein Fünftel der Männer sonographisch knotige Strukturen. Die mediane Jodidurie betrug 72,5 µg/g Kreatinin. Weder in der Urinjodidexkretion noch in der Strumaprävalenz ließen sich regionale Unterschiede (Nord-Süd, Ost-West) statistisch sichern. Der Genuß von Jodidträgern wie Meeresfisch oder Molkereimilch war in allen Altersgruppen, besonders auch der Schulkinder, zu gering. Lediglich 10 % der Befragten genossen wenigstens einmal wöchentlich Seefisch oder tranken täglich mehr als ½ l Milch. Der Seefischkonsum unterschied sich zwischen der Nord-, Mittel- und Südregion Deutschlands nicht. Die ausschließliche Verwendung von jodiertem Speisesalz im Haushalt gaben mehr als 80 % an. Jodsalzbenutzer zeigten im Median eine um 7 µg höhere Urinjodidausscheidung (24 Stunden) als die Nichtbenutzer. Die Jodidurie durch den Genuß von wenigstens 1x wöchentlich Seefisch oder von 1 l Milch täglich stieg um 5,3 bzw. 7,3 µg. Jodsalzbenutzer, regelmäßige Milchtrinker und wöchentliche Seefischesser verbesserten ihre Jodausscheidung um reichlich 20 µg täglich. Die mangelnde Effizienz der Kochsalzjodierung (20 µg Jodid/g Speisesalz) liegt im zu geringen zusätzlichen Kochsalzverbrauch im Haushalt und den Verlusten des Jodids über Sublimierung oder Verwerfen des Kochwassers begründet. Eine substantielle Verbesserung der Jodidurie durch eine kontinuierliche Steigerung des Einbringens von Jodid in die Nahrungskette ist seit 1993 zu beobachten (☞ Kap. 5.4.4.). Die Belastungen mit Thiozyanat und Nitrat liegen in Deutschland unterhalb der "Strumaschwelle". Die relativ niedrig normalen Selen- und Zinkspiegel im Serum haben keine Auswirkungen auf die Strumaendemie.

5.4.2. Pathogenese

5.4.2.1. TSH, Hypertrophie

Den Jodmangel als Kropfursache bezweifelt heute niemand. Bis Mitte der 80er Jahre des 20. Jahrhunderts dominierte die TSH-Hypothese. In Tierexperimenten hatte man nachgewiesen, daß chronischer Jodmangel zur verminderten Schilddrüsenhormonproduktion und konsekutiver Erhöhung des TSH-Spiegels führte, der letztlich für die Schilddrüsenvergrößerung verantwortlich gemacht wurde. Klinische Untersuchungen in Endemiegebieten mit ausgeprägtem Jodmangel schienen das zu unterlegen. Im Umkehrschluß bestätigte die jahrelang zur Strumaverkleinerung erfolgreich praktizierte TSH-suppressive Schilddrüsenhormon- bzw. Thyroxintherapie dieses Konzept. Auch konnte in Monolayer Schilddrüsenzellkulturen ein verstärktes Wachstum unter TSH-Einfluß nachgewiesen werden. Zweifel an der alleinigen Verantwortung des TSH für die Strumapathogenese kamen durch die Beobachtungen an kultivierten Schilddrüsenzellen im unversehrten Follikelverband auf. Die Schilddrüsenfollikelkultur repräsentiert mit intakten Zell-Zell-Interaktionen und einem Jod- und Schilddrüsenhormonturnover unvergleichlich realer die in-vivo-Verhältnisse als eine Monolayerkultur. Es konnte gezeigt werden, daß TSH nur dann eine Zellproliferation induziert, wenn der Jodgehalt der Follikel sinkt. Bei konstantem Jodidgehalt wirkte TSH eher wachstumshemmend. Eine 1986 publizierte epidemiologische Erhebung an gleichaltrigen Schulkindern vergleicht die Ergebnisse aus einem sehr gut jodversorgten Gebiet mit denen aus einer moderaten Jodmangelregion. Der Serum-TSH-Spiegel in der Jodmangelregion lag trotz größerer Schilddrüsenvolumina signifikant niedriger. Die TSH-vermittelte Volumenzunahme der Schilddrüse beruht vorwiegend auf einer Thyreozytenhypertrophie, die durch Normalisierung des TSH-Spiegels (z.B. durch Levothyroxingabe) innerhalb weniger Wochen reversibel ist. Hierdurch läßt sich die Beobachtung der Follikelhypertrophie unter TSH-Reiz (funktionelle Adaptation) erklären, die dem Kliniker als rasche Schilddrüsenvolumenzunahme im Falle einer Übertherapie mit einem Thyreostatikum bei Hyperthyreose bekannt ist, die unter TSH-Suppression ebenso rasch rückbildungsfähig ist. Nach heutigem Verständnis ist das TSH im wesentlichen verantwortlich für die spezifischen Funktionen Schilddrüsenhormonsynthese und –inkretion, wodurch es in den intrathyreoidalen Jodgehalt und somit indirekt auch in die Proliferationsprozesse eingreift. TSH hat modulierenden Einfluß auf Wachstumsfaktoren (s.u.).

5.4.2.2. Lokale Wachstumsfaktoren, Hyperplasie

Nach neuesten Erkenntnissen beruht das Schilddrüsenwachstum auf einer durch autokrine und parakrine Wachstumsfaktoren vermittelten Hyperplasie. Die lokalen Wachstumsfaktoren werden von den Schilddrüsenzellen gebildet. Der wichtigste ist der IGF I (insulin like growth factor I). Er verursacht vorwiegend autokrin die Thyreozyten- und Follikelproliferation. bFGF (basic fibroblast growth factor) beeinflußt parakrin Angiogenese, Proliferation und Funktion der Fibroblasten und somit die Bildung der Organmatrix. EGF (epidermal growth factor) wird als entdifferenzierender Wachstumsfaktor nur in malignem Schilddrüsengewebe exprimiert und spielt für die Jodmangelstruma wahrscheinlich keine Rolle. TGF β (transforming growth factor β) ist ein wachstumshemmender Faktor für reife Zellen. Während der Thyreozyten- und Follikelproliferation wird er vermehrt exprimiert. Man vermutet eine Kontrollfunktion gegen überschießendes Wachstum. Ausgenommen TGF β konnte für die Freisetzung der anderen Wachstumsfaktoren eine Abhängigkeit vom intrathyreoidalen Jodgehalt eindeutig belegt werden. Es besteht eine inverse Korrelation. IGF I wird hauptsächlich über das cAMP und dessen Aktivität wiederum von der intrathyreoidalen Jodkonzentration reguliert. cAMP ist seit langem als second messenger für die spezifischen Funktionen des TSH bekannt. Über den Weg des cAMP kann TSH die IGF I-Freisetzung steigern, allerdings nur im Jodmangelzustand. Ausreichender Gewebejodgehalt blockiert die IGF I-Expression und somit trotz TSH-Einfluß das Zell- oder Follikelwachstum.

5.4.2.3. Intrathyreoidaler Jodgehalt, δ-Jodlaktone

Die Wachstumshemmung wird offensichtlich von jodierten, mehrfach ungesättigten Fettsäuren (δ-Jodlaktone) der Thyreozytenmembran auf Signaltransduktionsebene bewirkt. Ausgangssubstanzen der δ-Jodlaktone sind Arachidonsäureabkömmlinge, besonders die Eicosapentaensäure. Eine suffiziente Jodversorgung der Schilddrüse bedeutet wirksame Konzentrationen von δ-Jodlaktonen, die in der Autoregulation von Schilddrüsenzellwachstum und Apoptose für ein Gleichgewicht sorgen. Im Jodmangel überwiegen infolge der nicht ausreichenden proliferationshemmenden Wirksamkeit der δ-Jodlaktone die wachstumsstimulierenden Faktoren. Das Resultat ist die Jodmangelstruma. Die δ-Jodlaktone spielen in diesem komplexen System die entscheidende Rolle - letztendlich aber das Jod (Abb. 5.1, 5.2).

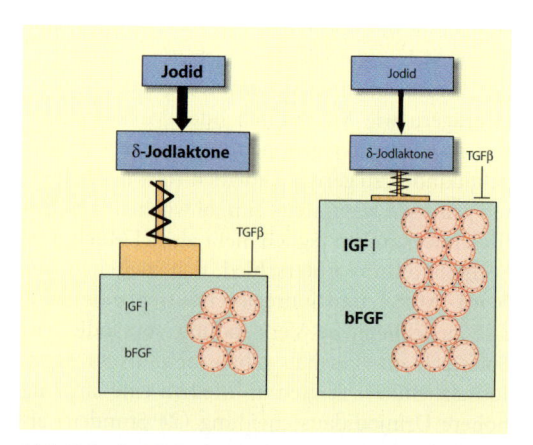

Abb. 5.1: Autoregulation des Schilddrüsenwachstums in Abhängigkeit vom intrathyreoidalen Jodgehalt.

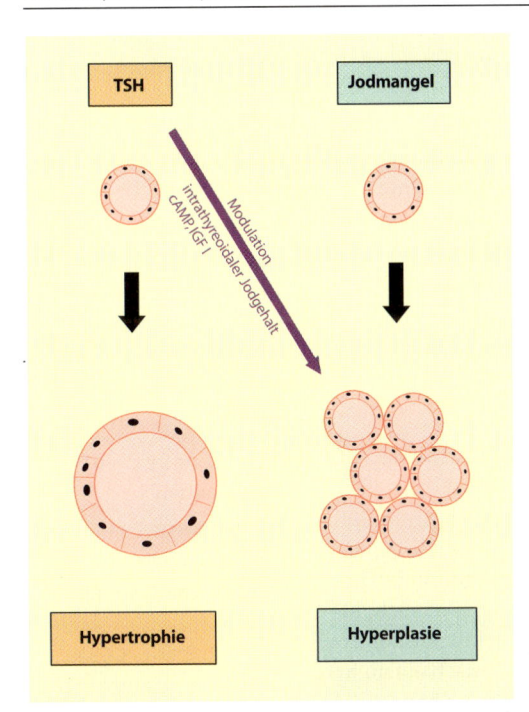

Abb. 5.2: Pathogenetische Vorstellungen zur Jodmangelstruma.

Aufgrund der aktuellen experimentellen Daten konnte die von Marine 1908 publizierte Hypothese der Schilddrüsenhyperplasie im Jodmangel theoretisch unterlegt werden. Er wies bereits damals auf den Zusammenhang zwischen niedriger Jodkonzentration des Schilddrüsengewebes und Hyperplasie hin. Die gesunde Schilddrüse in einem ausreichend jodversorgten Gebiet enthält etwa 1 mg Jod/g Gewebe. Hyperplastische Veränderungen beginnen unterhalb von 0,3 mg. Ausgeprägt knotig-hyperplastische Strumen weisen eine Gewebekonzentration von weniger als 0,1 mg Jod/g auf. Diese Daten sind in jüngerer Zeit durch fluoreszenzszintigraphische Messungen des Schilddrüsenjodgehaltes in-vivo bestätigt worden. Ein geringer intrathyreoidaler Jodmangel führt zunächst zur Kolloidzunahme und zu hypertrophen Veränderungen, ein stärkerer Jodmangel auf längere Sicht schließlich zur Hyperplasie. Der durchschnittliche Schilddrüsenjodgehalt in Deutschland bewegt sich zwischen 0,1 und 0,3 mg/g Gewebe und liegt damit im "hyperplastischen Bereich". Die jahrzehntelang favorisierte Levothyroxintherapie der Jodmangelstruma beseitigte im wesentlichen die hypertrophen Veränderungen, akzentuierte aber durch weitere Jodverarmung der Schilddrüse die autoregulativen Wachstumsprozesse in Richtung Hyperplasie. Neben dem Jodmangel müssen genetische Einflüsse eine Rolle spielen, denn nicht jeder, der im Kropfendemiegebiet lebt, entwickelt eine Struma. Andererseits gibt es sogenannte "Kropffamilien". Obwohl noch nicht alle Fragen der Pathogenese der Jodmangelstruma beantwortet sind, sollte nach dem gegenwärtigen Kenntnisstand der Jodidgabe als kausalere Therapie der Vorzug gegeben werden. Lebensphasen mit erhöhtem Schilddrüsenhormon- und Jodidbedarf sind Wachstumsschübe, Pubertät, Schwangerschaft und Laktation. Kann der Mehrbedarf an Jodid nicht gedeckt werden, entwickeln sich Strumen, die zunächst diffus sind. Etwa die Hälfte aller Jodmangelstrumen entwickelt sich während der Kindheit und Adoleszenz. Unbehandelt und mit zunehmendem Kropf- und Lebensalter gestalten sich die Strumen knotig um. Die ursächlichen Mechanismen, die bei langdauerndem Jodmangel hierzu führen, sind im Kap. 3.1.5.3. beschrieben. Die Aussicht auf Erfolg durch konservative Therapie sinkt mit zunehmendem Kropfalter und knotiger Umgestaltung.

5.5. Therapie der euthyreoten Struma

5.5.1. Sporadische Struma

Die Behandlung der seltenen, nicht durch Jodmangel bedingten sporadischen Kröpfe richtet sich nach der zugrundeliegenden Ursache und dem lokalmorphologischen Befund. Eine Jodidgabe macht in den meisten Fällen keinen Sinn oder ist, wie im Falle autoimmuner Genese einer Struma nicht indiziert. Je nach Situation kann der Einsatz von Schilddrüsenhormonen nutzbringend sein. Unter Berücksichtigung von Kontraindikationen sollten die "Rundumbedingungen" für die Schilddrüse optimal gestaltet werden, um die beeinflußbaren strumigenen Faktoren auszuschalten (ausgeglichene Jodbilanz, bei Neigung zur subklinischen Hypothyreose Thyroxinsubstitution, Beseitigung strumigener Noxen).

5.5.2. Jodmangelstruma

Grundsätzlich stehen drei Therapieverfahren zur Verfügung:

- ▶ Medikamentöse Therapie
  - Jodid
  - Jodid/Levothyroxin-Kombination
  - Levothyroxin
- ▶ Operative Therapie
  (funktionserhaltende Resektion)
- ▶ Radiojodtherapie

Jedes der genannten Verfahren hat seine "klassischen" Indikationen (Mittel der ersten Wahl), relativen Indikationen und Kontraindikationen. Die Therapiewahl hängt von der jeweiligen individuellen Situation des Patienten ab (Tab. 5.4).

- Strumagröße
- Strumabeschaffenheit (diffus; knotig, funktionelle Aktivität der Knoten)
- Lage (orthotop, dystop)
- Mechanische Komplikationen
- Kropfalter
- Lebensalter
- Phasen erhöhten Jodidbedarfs (Gravidität, Laktation)
- Begleitkrankheiten
- Kosmetische Aspekte

Tab. 5.4: Die Therapieoption beeinflussende Faktoren.

Struma diffusa (Tagesdosen) Einzelheiten s.Kap. 5.5.)	
Kinder < 10 Jahre	100 μg Jodid
Schulkinder und Adoleszente	200 μg Jodid
Erwachsene < 40 Jahre	• 200 μg (bis 300 μg) Jodid • 100 - 200 μg Jodid plus 75 - 150 μg Levothyroxin als freie Kombination oder in fixer Kombination* • 75 - 150 μg Levothyroxin
Erwachsene > 40 Jahre (nach Ausschluß einer relevanten Autonomie Therapieversuch. Effektivitätskontrolle nach einem halben Jahr)	• Jodid/Levothyroxin-Kombination • (Levothyroxin-Monotherapie) s. Erwachsene < 40 Jahre
Therapiedauer: 1- max. 2 Jahre, anschließend Strumarezidivprophylaxe mit 100 μg Jodid bei fortbestehendem alimentären Jodmangel	
*100 μg Jodid + 100 μg Levothyroxin (Jodthyrox) 115 μg Jodid + 70 μg Levothyroxin (Thyreocomb) 150 μg Jodid + wahlweise 50-125 μg Levothyroxin (Thyronajod)	

Tab. 5.5: Medikamentöse Therapie der Jodmangelstruma.

5.5. Therapie der euthyreoten Struma

Knotenstruma (Tagesdosen) Einzelheiten ☞ Kap. 5.5.
Voraussetzung
Ausschluß von • Malignität • relevanter Autonomie • Autoimmunthyreoiditis • mechanischen Komplikationen mit Operationsindikation
Behandlungsversuch
• Jodid/Levothyroxin-Kombination oder • Levothyroxin (☞ Tab. 5.5)
Sonographische Effektivitätskontrolle nach einem halben Jahr. Bei fehlender Tendenz zur Volumenreduktion definitive Therapie anstreben.

Tab. 5.6: Medikamentöse Therapie der Jodmangelstruma.

Jodidmonotherapie	• Kindliche und adoleszente diffuse Struma
Jodid/Levothyroxin-Kombination	• Diffuse Erwachsenenstruma • Struma in der Schwangerschaft • Größere adoleszente Struma • Tendenz zur subklinischen bzw. overten Hypothyreose • Unzureichender Effekt einer Jodidtherapie
Levothyroxin-monotherapie	• Positive Autoantikörpertiter • Jodakne • Dermatitis herpetiformis Duhring • Tendenz zur subklinischen bzw. overten Hypothyreose • Verdacht auf nicht relevante Autonomie • Unzureichender Effekt einer Jodidtherapie oder Jodid/Levothyroxin-Kombination

Tab. 5.7: Therapie der Jodmangelstruma. Verfahren der ersten Wahl.

5.5.2.1. Jodidtherapie

Aufgrund der dominierenden Rolle des Jodids in der Strumapathogenese ist sein therapeutischer Einsatz die logische Konsequenz. Die Kröpfe junger Menschen sind im Allgemeinen diffus und bestehen noch nicht sehr lange. Sie sprechen ausgesprochen gut auf Jodid an. Nicht allzu große Strumen können komplett zur Rückbildung gebracht werden. Mit zunehmendem Lebensalter sinkt die Ansprechrate und es gelingen je nach Beschaffenheit des Schilddrüsenparenchyms nur noch Organverkleinerungen um 20-50 %. Knoten sind nicht klinisch relevant beeinflußbar. Aufgrund knotiger, regressiver und fibrotischer Veränderungen besitzen ältere und größere Strumen zunehmend weniger reagibles Schilddrüsenparenchym. Die Jodidgabe hat hier kaum einen Effekt. Die Domäne der Jodidtherapie sind diffuse Strumen bei jungen Menschen. Sie kann noch versucht werden bei jüngeren Erwachsenen bis zum 40. Lebensjahr. Ihr Einsatz oberhalb dieses Alters hat kaum noch Aussicht auf Erfolg (Abb. 5.3).

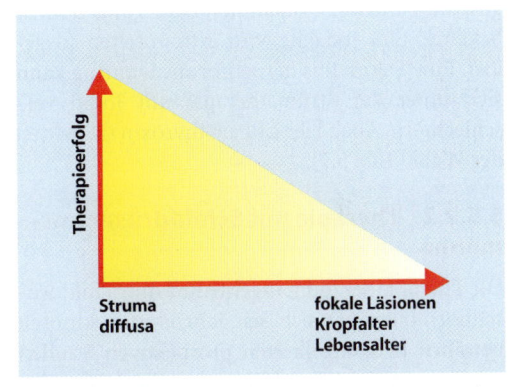

Abb. 5.3: Medikamentöse Strumatherapie. Je älter und knotiger der Kropf, desto schlechter die Therapieergebnisse.

Die therapeutische Tagesdosis liegt bei 200 µg (bis 300 µg). Bei Kindern unter 10 Jahren sollte die Maximaldosis von 100 µg nicht überschritten werden. Höhere Dosierungen erzielen keine besseren Wirkungen, bergen aber die Gefahr des Begünstigens von autoimmunologischen Schilddrüsenprozessen. Allerdings liegen beim Menschen hierüber widersprüchliche Berichte vor. Die tägliche Jodidgabe ist günstiger als ein einmal wöchentlicher Bolus von 1,5 mg. Die Therapiedauer beträgt ein bis maximal zwei Jahre. Es schließt sich bei fortbestehendem alimentären Jodmangel eine Strumarezidivprophylaxe mit 100 µg Jodid täglich an (Tab. 5.5). Ob eine Jodidprophylaxe bis in das Senium hinein sinnvoll ist, bleibt momentan offen. Während eine Volumenreduktion nach 3-6 Monaten nachweisbar wird, finden sich keine weiteren Effekte mehr nach 1-2 Jahren. Sonographische Volumenkontrollen sollten vor, ein halbes Jahr und ein Jahr nach Beginn sowie am Ende der Therapiephase erfolgen.

Kinder und Jugendliche mit diffusen euthyreoten Strumen bedürfen vor Beginn der Jodidbehandlung bei unauffälliger sonographischer Schilddrüsentextur in der Regel keiner weiteren paraklinischen Untersuchung. In Zweifelsfällen und bei älteren Personen sind eine manifeste oder latente Hyperthyreose, relevante Autonomien und Autoimmunthyreopathien auszuschließen. Im allgemeinen können Joddosen bis zu 200 µg täglich selbst bei relevanten Autonomien keine hyperthyreote Stoffwechsellage auslösen. Bei eindeutig positiven Schilddrüsenautoantikörpertitern sollte auf Levothyroxin ausgewichen werden. Jodallergien sind unter den genannten Dosierungen nicht bekannt. Eine Jodakne wird extrem selten ausgelöst. Eine Dermatitis herpetiformis Duhring kann sich unter der Strumatherapie mit Jodid verschlechtern. Auch hier ist Levothyroxin das Mittel der Wahl (Tab. 5.7).

5.5.2.2. Therapie mit Schilddrüsenhormonen

Die Therapie der Jodmangelstruma mit Schilddrüsenhormonen hat sich seit Jahrzehnten klinisch bewährt. In kontrollierten prospektiven Studien zeigte sie gleiche Ergebnisse wie die Jodidgabe. Nach Beendigung der Therapiephase (ohne Rezidivprophylaxe) entwickelten sich im Hormonarm allerdings wesentlich früher Rezidivstrumen. Aufgrund der funktionellen "Entlastung" der Schilddrüse durch die exogene Levothyroxinzufuhr verarmt das Schilddrüsenparenchym weiter an Jod, ein Umstand, der nach heutiger Auffassung von der Strumapathogenese ungünstig ist. Es hat sich gezeigt, daß TSH-suppressive Levothyroxindosen keine Vorteile gegenüber einer TSH-Absenkung an die untere Normgrenze von 0,3-0,6 mE/l bringen. Die Dosierung ist individuell auf den genannten TSH-Bereich zu adjustieren. Im Durchschnitt benötigt man 75-150 µg täglich. Die Startdosis sollte nicht mehr als 50 µg betragen. Therapiedauer und Verlaufskontrollen entsprechen denen der Jodidtherapie. Am Ende der Behandlungsphase steht das Umsetzen auf eine Rezidivprophylaxe mit täglich 100 µg Jodid sofern keine gleichzeitige Levothyroxinsubstitution erforderlich ist (Tab. 5.5).

Die Indikationen für Levothyroxin sind Strumen mit der Tendenz zur Hypothyreose, Patienten älter als 40 Jahre, das Vorliegen positiver Schilddrüsenautoantikörpertiter, Jodakne, Dermatitis herpetiformis Duhring. Wenn unter einer Jodidmonotherapie kein ausreichender Effekt eintrat, kann ein Levothyroxinversuch kombiniert oder angeschlossen werden. Wenn keine gleichzeitige Indikation zur Hormonsubstitution besteht, stellt die Levothyroxintherapie der Jodmangelstruma bei jungen Menschen und diffusen Strumen das Mittel der zweiten Wahl, bei älteren Personen und den genannten Ausnahmen das Mittel der ersten Wahl dar (Tab. 5.6, 5.7).

Kontraindikationen gibt es gegenüber einer sachgemäßen Schilddrüsenhormontherapie nicht. Auf das Problem der Hyperthyreosis factitia ist in den Kap. 3.1.5.5. und 3.1.6.6. eingegangen worden. Eine Osteopenie- oder Osteoporosegefahr bei nicht TSH-suppressiver Schilddrüsenhormongabe besteht selbst bei postmenopausalen Frauen nicht. Gelegentlich klagen Patienten über vermehrten Appetit und Gewichtszunahme. Das Schilddrüsenhormon der Wahl ist Levothyroxin. Trijodthyronin oder Kombinationen mit Trijodthyronin sind wegen unphysiologischer T3-Serumspitzen wenige Stunden nach der Einnahme obsolet (☞ Abb. 3.8). Nur im Ausnahmefall einer substitutionsbedürftigen Konversionsschwäche kann die Kombination T3:T4 wie 1:10 sinnvoll sein.

5.5.2.3. Kombinationstherapie mit Jodid/Levothyroxin

Unter der Vorstellung des modulierenden Einflusses von TSH auf das Verhältnis von Zellproliferation zu Apoptose und des Verursachens von Follikelhypertrophie einerseits sowie die intrathyreoidale Jodverarmung unter Thyroxinmonotherapie hat die Kombination von Levothyroxin und Jodid aus pathophysiologischer Sicht einen logischen Hintergrund. Freie Kombinationen bis maximal 200 µg Jodid sowie bis zu 150 µg Levothyroxin sind individuell möglich. Auf dem Markt verfügbare fixe Kombinationen enthalten 100 µg Jodid und 100 µg Levothyroxin, 115 µg Jodid und 70 µg Levothyroxin oder 150 µg Jodid mit verschiedenen Thyroxindosen zwischen 50 und 125 µg in 25 µg Abstufungen. Die optimale Dosiskombination ist bis heute nicht bekannt. Gesichert ist, daß selbst bei TSH-Suppression nennenswerte Jodidmengen autoregulativ in die Schilddrüse aufgenommen werden. Eine Kombinationstherapie bietet sich an zur Rezidivprophylaxe nach ausgedehnterer Kropfoperation, bei Tendenz zur hypothyreoten Funktionslage, bei Kropfträgern jenseits der Adoleszenz und bei schwangeren Kropfträgerinnen.

Indikationen, Vorsichtsmaßnahmen und Verlaufskontrollen entsprechen denen der Jodid- oder Thyroxinmonotherapie.

Abschließend sei bemerkt, dass die konservative Therapie bei Jahre bis Jahrzehnte alten vorwiegend knotigen Kröpfen kaum Aussicht auf Erfolg hat. Bei gegebener Indikation liegt die Präferenz bei der operativen Behandlung.

5.5.2.4. Operative Therapie

Eine **absolute Operationsindikation** besteht bei allen Jodmangelstrumen, die objektivierbare mechanische Komplikationen verursachen (Trachealstenose, Tracheomalazie, Ösophagusstenose, Recurrensalteration, Veneneinflußstauung) und bei konkretem Malignomverdacht.

Relative Indikationen sind große diffuse Strumen ohne Ansprechen auf eine sachgerechte konservative Therapie oder gar Volumenzunahme, größere Knotenkröpfe mit hypofunktionellen Knoten oder zusätzlichen autonomen Arealen, (meist kalte) Knoten ohne konkreten Malignitätsverdacht bei fehlendem sicheren Benignitätsbeweis, Größenzunahme oder Echogenitätsänderungen kalter Knoten, erhebliche subjektive Beschwerden oder nicht ausräumbare Karzinophobie bei Knotenkropf, dystopes Schilddrüsengewebe mit Wachstumstendenz (☞ Kap. 5.3.).

Absolut
• Objektivierbare mechanische Komplikationen
• Konkreter Malignomverdacht
Relativ
• Größere Knotenkröpfe mit kalten und/oder heißen Knoten
• Nicht ausräumbare Zweifel an Benignität
• Große diffuse Struma nach ineffektiver konservativer Therapie oder Größenzunahme
• Nicht ausräumbare Karzinophobie bei Knotenkropf
• Dystopes/retrosternales Schilddrüsengewebe mit Wachstumstendenz

Tab. 5.8: Jodmangelstruma. Operationsindikation.

Die Operation sollte möglichst von einem spezialisierten Chirurgen ausgeführt werden. Ihre Taktik richtet sich nach Schilddrüsengröße, Knotengröße, Knotenzahl, Knotenlokalisation und funktioneller Aktivität des Schilddrüsen-/Knotengewebes. Sie erfolgt "funktionserhaltend". Entsprechend der präoperativen Diagnostik hinsichtlich Dignität und Funktionalität der relevanten Schilddrüsenstrukturen wird pathologisch verändertes Schilddrüsengewebe entfernt (regressives Gewebe, verdächtiges Gewebe, autonomes Gewebe) und gesundes Parenchym in situ belassen. Eine schematische "subtotale Resektion" unter Belassen der kranialen Lappenpole oder dorsalen Schilddrüsenanteile ist heute obsolet, weil auch dort pathologische Strukturen enthalten sein können. Bei Knoten ohne sicheren Malignitätsausschluß erfolgt die ipsolaterale Hemithyreoidektomie, um im Falle eines Reeingriffs (bestätigte Malignität → Thyreoidektomie) das Komplikationsrisiko zu verringern. In den Händen eines geübten Schilddrüsenchirurgen und bei optimaler Vordiagnostik beträgt die permanente N. laryngeus-Recurrensparese weniger als 1 % und die Rate eines permanenten Hypoparathyreoidismus 1-3 %. Die Operationen von Rezidivstrumen sind mit höheren Komplikationsraten behaftet. Es gilt der Grundsatz, je besser der Chirurg über den zu operierenden Kropf und die Begleitumstände seitens des Patienten informiert ist, desto sicherer und komplikationsärmer das Ergebnis. Aus forensischen Gründen sollten vor dem Eingriff die euthyreote Stoffwechsellage, die Funktion beider

Stimmbänder und der Serumcalciumspiegel dokumentiert werden.

Da durch eine Strumaresektion der Jodmangel als Kropfursache nicht beseitigt wurde, muß sich grundsätzlich postoperativ eine Strumarezidivprophylaxe anschließen. Je nach in situ verbliebenem intaktem Schilddrüsenvolumen erfolgt entweder die Gabe von 100 μg (bis 200 μg) Jodid oder von 100 μg Jodid in Kombination mit einer individuell adjustierten Levothyroxindosis. Bei einem Restvolumen größer als 10 ml und normalem basalen TSH-Spiegel genügt Jodid allein. Bei kleinerem Schilddrüsenrest oder/und Tendenz zur subklinischen oder overten Hypothyreose muß gleichzeitig Levothyroxin substituiert werden. Das TSH sollte auf 0,3-0,6 mE/l eingestellt werden. Es ist anzustreben, daß der Operateur dem Nachbehandler das verbliebene Schiddrüsen-Restvolumen mitteilt. Ansonsten muß dies sonographisch ermittelt werden, wobei die Untersuchung früher als 3 Monate postoperativ wenig sinnvoll ist (Infiltrationen des Operationsgebietes, schlechte Impedanzunterschiede). Es ist kein Fehler, eine pauschale Jodid-/Levothyroxin-Kombination postoperativ einzusetzen, bis später auf eine optimale Rezidivprophylaxe nach den besprochenen Kriterien korrigiert wird. Ein besonderes Problem stellt der solitäre kalte Knoten dar, weil die richtige Entscheidung zwischen operativer Therapie oder Verlaufskontrolle eminent wichtig ist. Hinweise zur Vorgehensweise sind in den Kapiteln 2.2. und 5.3. zu finden. Im Fall größerer reiner Pseudozysten (keine zystisch-degenerierten Knoten mit sonographisch nachweisbaren Knotenrandanteilen) kann die therapeutische Punktion durch Entfernen des Zysteninhalts unter sonographischer Kontrolle erfolgen. Das Zystensediment sollte grundsätzlich zytologisch untersucht werden. Häufig laufen die Zysten nach. Tritt nach mehrfachen Punktionen keine Verödung ein, kann das Instillieren von Fibrinkleber, Polidocanol oder Tetracyclin versucht werden. Die Erfolgsquote ist unterschiedlich. Nicht selten läßt sich die operative Sanierung nicht umgehen.

5.5.2.5. Radiojodtherapie

Die Radiojodtherapie bleibt seltenen Situationen vorbehalten. Solche sind: Klare Operationsindikation bei nicht operationsfähigen Patienten, Ablehnung der Operation, sehr alte Menschen, bei denen eine gewisse Volumenreduktion des Kropfes eine deutliche Verbesserung der Lebensqualität erwarten läßt, Rezidivstruma nach Operation, ineffektive konservative Therapie (Tab. 5.9).

Indikationen
• Operationsindikation bei nicht operationsfähigen Patienten
• Operationsindikation und Ablehnung der Operation durch den Patienten
• Alte oder polymorbide Menschen, wo Strumaverkleinerung die Lebensqualität verbessert
• Rezidivstruma nach Strumaresektion
• Ineffektivität oder Unverträglichkeit der konservativen Therapie
Kontraindikationen
• Schwangerschaft
• Laktation
• Malignomverdacht
• Niedriger J131-Uptake
• Kinderwunsch innerhalb ½ Jahr nach Radiojodtherapie
• Hyperthyreote Stoffwechsellage
Relative Kontraindikationen
• Kinder und Jugendliche
• Strumen > 60 ml
• Kalte benigne Knoten
• Mechanische Komplikationen

Tab. 5.9: Radiojodtherapie der Jodmangelstruma.

Je nach der zur Verfügung stehenden nicht degenerativ veränderten Parenchymmasse kann die Volumenreduktion durch Radiojodtherapie 30-50 % betragen. Voraussetzung für eine nuklearmedizinische Therapie sind ausgeschlossener Malignitätsverdacht und ausreichend jodavides (nicht degenerativ verändertes) Schilddrüsengewebe. Bei Schwangeren und Stillenden ist die Radiojodtherapie kontraindiziert, bei Kindern und Jugendlichen sollte sie ohne zwingenden Grund nicht erfolgen.

Auch nach erfolgter Radiojodtherapie einer Jodmangelstruma gelten die Regeln der Rezidivprophylaxe. Andererseits sind langfristige Verlaufskontrollen mit Überprüfung des basalen TSH-

Spiegels ratsam, um hypothyreote Tendenzen rechtzeitig substituieren zu können.

5.5.3. Prophylaxe der Jodmangelstruma

In suffizient mit Jod versorgten Regionen beträgt die Prävalenz euthyreoter benigner Strumen etwa 3 % (sporadische Kröpfe). Die Schweiz, ursprünglich ein Land mit ausgeprägtem alimentären Joddefizit und hoher Kretinismusrate, begann 1922 eine systematische Jodstrumaprophylaxe mit jodiertem Speisesalz. In zahlreichen weiteren Ländern der Erde konnte durch ähnliche Maßnahmen der endemische Jodmangelkropf beseitigt werden. Einer der Pioniere der Strumaprophylaxe, Marine, schrieb 1923: "Die (Jodmangel)struma ist von allen bekannten Krankheiten die am leichtesten zu verhütende. Sie kann von der Liste menschlicher Krankheiten gestrichen werden, sobald die Gesellschaft dies zu tun beschließt."

Die Deckung des täglichen Jodidbedarfs von 1 µg/kg Körpermasse sorgt für die funktionelle und strukturelle Integrität der Schilddrüse. Aufgrund nicht kalkulierbarer Einflüsse potentieller strumigener Substanzen in der Nahrung (z.B. Thiozyanat, Nitrat u.a.) und möglicher fäkaler Verluste (10-30 %) empfiehlt die WHO eine tägliche Mindestzufuhr von 150 µg Jodid. Der Jodidbedarf in Abhängigkeit von Lebensalter und besonderen biologischen Situationen geht aus Tab. 5.10. hervor.

Alter	µg Jodid/Tag
Säuglinge	50-80
Kinder 1-10 Jahre	100-140
Kinder über 10 Jahre Jugendliche Erwachsene	180-200
Schwangere	230
Stillende	260

Tab. 5.10: Täglicher Jodidbedarf.

Der durchschnittliche Jodidgehalt der wesentlichen Nahrungsmittel in Deutschland ist sehr niedrig. Nennenswerte Mengen finden sich lediglich in Meeresprodukten und in gepoolter Molkereimilch (Tab. 5.11).

Fisch	
Schellfisch	416
Seelachs	260
Scholle	190
Kabeljau	120
Goldbarsch	74
Heilbutt	52
Hering	52
Thunfisch	50
Aal	4
Regenbogenforelle	3
Fleisch	
Schwein	3
Rind	3
Kalb	3
Getreide	
Roggenbrot	9
Weizenbrot	6
Hafelflocken	4
Reis	2
Gemüse	
Spinat	20
Kartoffeln	4
Gurke	3
Obst	
Apfel	2
Birne	1
Kirsche	0,3
Milch (Molkereimilch)	5-10

Tab. 5.11: Jodidgehalt in Lebensmitteln (Rohware). Angaben in µg/100 g eßbaren Anteil.

Durch den Garprozeß (Sublimation) verliert das Gericht allerdings einen Großteil seines Jodidgehaltes. Der Gedanke der Strumaprophylaxe mittels Jodid existiert seit Mitte des 19. Jahrhunderts. Auch in Deutschland befaßten sich die Gesundheitsbehörden schon 1925 mit Empfehlungen für eine Jodprophylaxe in Kropfgebieten, die vermutlich infolge der politischen und wirtschaftlichen Krisensituationen einschließlich der Folgen des 2. Weltkrieges nicht umgesetzt wurden. Das Problem der Jodstrumaprophylaxe in unserem Land wurde in den folgenden Jahren bis etwa 1980 nicht konsequent genug verfolgt. Erst danach entwickelten sich in beiden Teilen Deutschlands geordnete Maßnahmen zur zielgerichteten Bekämpfung des Jodmangels, die in den alten Bundesländern auf der Basis der Freiwilligkeit, in der DDR gesetzlich geregelt waren. Ein wesentlicher Schritt hierzu war der Zusatz von 20 mg Jodid/kg Speisesalz (32 mg KJO_3/kg NaCl). Während in den alten Ländern gesetzliche Hemmnisse den Einsatz des jodierten Speisesalzes auf breiter Front behinderte, führte in der DDR die generelle Kochsalzjodierung und die Verwendung jodierter Mineralstoffgemische in der Nutztierzucht deshalb nicht zum Durchbruch, weil das Großgebindesalz nicht jodiert war. Letztendlich gelangten nennenswerte Mengen von Jodid nicht ausreichend in die Nahrungskette. Nach der Wiedervereinigung wurde 1989 durch Gesetzesänderung die Verwendung von jodiertem Speisesalz in der Lebensmittelherstellung, im lebensmittelherstellenden Handwerk und in Großküchen zugelassen. Ein Durchbruch zeichnete sich seit 1993 ab, als die Deklarierungspflicht für mit Jodsalz hergestellte Lebensmittelprodukte wegfiel. Seither läßt sich in Deutschland eine kontinuierliche Zunahme der alimentären Jodversorgung der Bevölkerung feststellen (Tab. 5.12).

Gutekunst 1992	68	**Deutschland**
Gärtner 1992	70	Bayern
Hampel 1994	72,5	**Deutschland**
Hesse 1995	99	Potsdam
Hampel 1995/96	95	Mecklenburg/Vorpommern
Willgeroth 1995/96	114	Leipzig
Meng 1995/96	101	Mecklenburg/Vorpommern und Thüringen
Jodmonitoring 1995/96	83	**Deutschland**
Liesenkötter 1996	116	Berlin
Hampel 1997	132	Mecklenburg/Vorpommern
Willgerodt 1998	127	Leipzig
Meng 1998	106	Mecklenburg-Vorpommern, Sachsen, Thüringen
Rendl 1999	200 µg/l	Würzburg
Hampel 1999	130 µg/l	**Deutschland**
Zöllner 2000	124 µg/l	Vorpommern

Tab. 5.12: Mediane Jodidurie (µg/g Kreatinin) bei Jugendlichen und Erwachsenen in regionalen und deutschlandweiten Untersuchungen seit 1992.

Die Verbesserungen sind das Ergebnis von breit angelegten koordinierten Aufklärungs- und Informationskampagnen über den Zusammenhang zwischen Jodmangel und seinen Folgen. Mehr als 40 % der Lebensmittelindustrie, 80-95 % der Bäcker und Fleischer im mittleren und südlichen Deutschland, 55-70% in den nördlichen Landesteilen sowie mehr als 80 % der Großküchen und Einrichtungen der Gemeinschaftsverpflegung verwenden jodiertes Speisesalz. Auf diesem Weg gelangt wesentlich mehr Jodid in die Nahrungskette. In regionalen Untersuchungen von Kindern und Jugendlichen der letzten Jahre läßt sich ein Anstieg der Jodidurie und ein deutlicher Rückgang der Strumaprävalenz sowie der Schilddrüsenvolumina dokumentieren (Mecklenburg/Vorpommern, Berliner Raum, Leipziger Raum). Die Untersuchungen an präpuberalen Kindern in verschiedenen Regionen Deutschlands seit 1999 zeigen keine Strumaendemie mehr (Kropfhäufigkeit deutlich < 5 %). Die jüngsten deutschlandweiten Daten stammen aus einer Untersuchung der Jodidurie bei mehr als 3000 6-12-jährigen Schulkindern an 128 Standorten. Ohne signifikante Differenzen zwischen den Bundesländern betrug die mediane Jodidurie 148 µg/l und liegt im von der WHO empfohlenen Optimum von 100-200 µg/l. 73% schieden >100 µg/l und nur 7% <50 µg/l aus. Damit sind die von WHO und ICCIDD geforderten Bedingungen für die ausreichende Jodversorgung einer Population (>50% Jodidurie >100 µg/l, <20% Jodidurie <50 µg/l) erfüllt. Regionale Erhebungen an Erwachsenen aus Norddeutschland, Hessen und aus Düsseldorf im Jahr 2000 bestätigen die Zahlen. Bei effizienter Jodstrumaprophylaxe wächst die junge Generation zunehmend kropffrei auf, was der Volkswirtschaft erhebliche Summen für Diagnostik und Therapie ersparen wird. Trotz der verbesserten Situation in Deutschland darf noch keine Entwarnung gegeben werden. Risikogruppen (Kinder aus "Kropffamilien", Pubertierende, Schwangere, Stillende) unterliegen noch einem gewissen Joddefizit und sollten prophylaktisch mit Jodid in Tablettenform versorgt werden (Tab. 5.13). Das gilt besonders für solche Personen, die sich individuell nicht bewußt jodreich ernähren.

der Kropf- und Knotenhäufigkeit. Das läßt sich mit der niedrigeren Kropfprävalenz der jungen Erwachsenen erklären.

Bei weiterer Konsolidierung der erfolgreichen Jodstrumaprophylaxe wird Deutschland zukünftig keine "führende Kropfnation" mehr sein (Abb. 5.4). Laut WHO-Definition gilt der Jodmangel als beseitigt, wenn > 90 % der Bevölkerung ausschließlich jodiertes Speisesalz benutzen, die Kropfprävalenz bei 6-12Jährigen < 5 % liegt, die Jodidurie bei mehr als der Hälfte dieser Altersgruppe > 10 µg/dl (≈ 100-150 µg/g Kreatinin) und bei weniger als 20 % < 5 µg/dl liegt. Bis auf die Benutzung von jodiertem Speisesalz im Haushalt, die seit mehreren Jahren bei etwa 80% stagniert, ist Deutschland auf einem guten Weg.

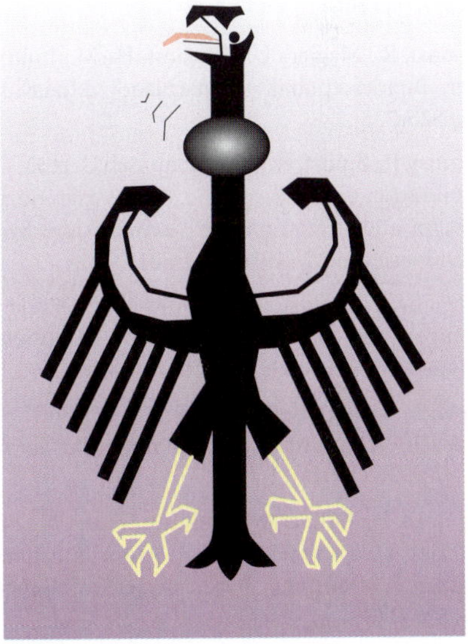

Zielgruppe	Jodid pro Tag
Pubertierende	50-100 µg
Schwangere/Stillende	100-(200) µg
Erwachsene nach Strumatherapie	100 µg

Tab. 5.13: Jodidstrumaprophylaxe in Tablettenform.

Eine seit zwei Jahren laufende Kampagne songraphischer Schilddrüsenuntersuchungen von bislang 64.000 Beschäftigten mehrerer Großbetriebe in Deutschland dokumentiert den Status quo der Struma- und Knotenprävalenz von Menschen im mittleren Lebensalter, deren Wurzeln in der Vergangenheit mit noch nicht ausreichender Nahrungsjodversorgung liegen. Wenngleich die genannte Untersuchung wissenschaftlichen Ansprüchen nicht genügt, zeigt sich dennoch im Vergleich mit den deutschlandweiten Strumadaten von 1994 (☞ Kap. 5.4.1.) ein Trend zum Rückgang

Abb. 5.4: Deutschland - noch eine führende Kropfnation.

Literatur

Allolio, B., Schulte, H.M.: Praktische Endokrinologie. Urban und Schwarzenberg, München, Wien, Baltimore, 1996

Brunn J., Block U, Ruf G. et al.: Volumetrie der Schilddrüsenlappen mittels Real-time-Sonographie. Dtsch.med. W.-schr. 106 (1981) 1338-1340

Delange, F., Benker G., Caron P.H. et al.: Thyroid volume and urinary iodine in European schoolchildren. Standardization of values for assessment of iodine deficiency. Europ.J.Endocrinol. 136 (1997) 180-187

Deutsche Gesellschaft für Endokrinologie: Rationelle Diagnostik in der Endokrinologie. Thieme Stuttgart, New York 1993

Deutsche Gesellschaft für Endokrinologie: Rationelle Therapie in der Endokrinologie einschließlich Diabetologie und Stoffwechsel. Thieme Stuttgart, New York 1997

Derwahl, M.: Von der diffusen Struma zur Knotenstruma. Der Internist 39 (1998) 577-583

Franke G., Siegmund W., Hampel R. et al.: Kinetik von Trijodthyronin bei Patienten mit blander Struma nach Gabe verschiedener Mischungen von Trijodthyronin und Thyroxin. Dt. Gesundh.-wesen 37 (1982) 471-473

Gärtner, R., Dugrillon A.: Vom Jodmangel zur Struma. Pathophysiologie der Jodmangelstruma. Der Internist 39 (1998) 566-573

Gerber H., Bürgi U., Peter H.: Pathogenese der Struma. Klinikarzt 23 (1994) 237-239

Gerber H., Bürgi U., Peter H.: Pathogenese des Struma. Klinikarzt 23 (1994) 15-17

Gutekunst, R., Magiera U., Teichert, H.-M.: Jodmangel in der Bundesrepublik Deutschland. Med.Klin. 88 (1993) 525-528

Gutekunst, R., Smolarek H., Hasenpusch U. et al.: Goiter epidemiologie: thyreoid volume, iodine excretion, thyroglobulin and thyrotropin in Germany and Sweden. Acta Endocrinol. 112 (1986) 484-501

Habermann, J., Heinze, K. Horn R. et al.: Alimentärer Jodmangel in der Bundesrepublik Deutschland. Dtsch.med.Wschr. 100 (1975) 1937-1945

Hampel, R., T. Kühlberg, K.-P. Schneider et al.: Serum zinc levels and goitre epidemiology in Germany. Eur.J.Nutr. 36 (1997) 12-15

Hampel, R., H. Zöllner, M. Demuth, et al.: Die Bedeutung von Thiocyanat für die Strumaendenmie in Deutschland. Deutsche Lebensmittel-Rundschau 95 (1999) 236-240

Hampel, R., Beyersdorf-Radeck, B., Below, H. et al.: Jodidurie bei Schulkindern in Deutschland 1999 im Normbereich. Med.Klin. 96 (2001) 125-128

Hampel, R., Klinke, D., Zöllner, H.et al.: Selenstatus und Strumaendemie in Deutschland. VitaMinSpur 13 (1998) 82-86

Hampel, R., Gordalla, A., Zöllner, H et al.: Continuous rise of urinary iodine excretion and drop in thyroid gland size among adolescents in Mecklenburg- West-Pomerania from 1993 to 1997. Exp Clin Endocrinol Diabetes 108 (2000) 197-201

Hampel, R., Kühlberg T., Schneider K. et al.: Die Bedeutung von Serumselen- und Serumzinkspiegeln für die Strumaendemie in Deutschland. In: Reiners Ch., Weinheimer B. (Hrsg.), Schilddrüse 1997, Jod und Schilddrüse. De Gruyter Berlin, New York 1998, S. 27-34

Hampel, R., Kühlberg T., Zöllner H. et al.: Aktueller Stand der alimentären Jodversorgung in Deutschland. Z.Ernährungswiss. 35 (1996) 2-5

Hampel, R., Kühlberg T., Zöllner H. et al.: Aktueller Stand der alimentären Jodversorgung in Deutschland. Z.Ernährungswiss. 35 (1996) 2-5

Hampel, R., Kühlberg T., Klein, K. et al.: Strumaprävalenz in Deutschland größer als bisher angenommen. Med.Klin. 90 (1995) 324-329

Hampel, R., Zöllner, H., Demuth M. et al.: Die Bedeutung von Thiozyanat für die Strumaendemie in Deutschland. Deutsche Lebensmittelrundschau 95 (1999) 236-240

Henninghausen, G., Hampel, R.: Funktionsstörungen der Schilddrüse In: Fülgraff/Palm.Pharmakotherapie. Klinische Pharmakologie. Hrsg.: B. Lemmer und K. Brune, Urban und Fischer, München-Jena, 11.Auflage 2001, S. 355-361

Hintze, G., Emrich D., Köbberling. J.: Treatment of endemic goiter due to iodine deficiency with iodine, levothyroxine or both: results of a multicentre trial. Europ.J.Clin.Invest. 12 (1989) 209-220

Horster, F., Klusmann, G., Wildmeister W.: Der Kropf. Eine endemische Krankheit in der Bundesrepublik? Dtsch.med.Wschr. 100 (1975) 8-9

Knappe G.: Kropfbekämpfung - eine interdisziplinäre Aufgabe. Dtsch.Gesundh.-wesen 39 (1984) 245-250

Liesenkötter K., Kiebler A., Stach D. et al.: Small thyroid volumes and normal iodine excretion in Berlin schoolchildren indicate full normalization of iodine supply. Exp.Clin.Endocrinol.Diabetes 105, Suppl. 4 (1997) 46-50

Manz, F.: Jod-Monitoring 1996. Schriftenreihe des Bundesministeriums für Gesundheit, Band 110, 1998

Marine, D., Williams W.: The regulation of iodine to the structure of the thyroid gland. Arch.intern.Med. I (1908) 349-384

Rendl, J., Juhran, N., Reiners, C.: Thyroid volumes and urinary iodine in German school children.Exp.Clin.Endocrinol.Diabetes 109 (2001) 8-12

Studer H., Peter P., Gerber H.: Natural heterogenity of thyroid cells: The basis for understanding thyroid fuction and nodular goiter growth. Endocr.Rev.10 (1989) 125-135

Wawschinek, O., Eber O., Petek W. et al.: Bestimmung der Harnjodausscheidung mittels einer modifizierten Cer-Arsenit-Methode. Berichte der ÖGKC 8 (1985) 13-15

Willgerodt, H., Baldauf, T., Dannenberg, C. et al.: Aktueller Stand der Jodversorgung und Schilddrüsenvolumina von Leipziger Schulkindern. Endokrinol.Inform. 24 (2000) 29-31

Willgerodt, H., Keller E., Perschke C. et al.: The status of iodine nutrition in newborn infants, schoolchildren, adolescents and adults in former East Germany. Exp.Clin.Endocrinol.Diabetes 105, Suppl. 4 (1997) 38-42

Zöllner, H., Als, C., Gerber, H., Hampel, R et al.: Iodmangelscreening - Iodidkonzentration oder Kreatininquotient im Spontanurin? GIT Labor-Zeitschrift 45 (2001) 164-166

Zöllner, H., Below, H., Franke, G. et al.: Gegenwärtige alimentäre Iodversorgung in Vorpommern - Ergebnisse der Study of Health in Pomerania (SHIP). Deutsche Lebensmittel-Rundschau 97 (2001) 376-380

Zöllner, H., Kramer, A., Hampel, R.: Nitratscreening im Serum und Harn. Management § Krankenhaus, Labor-Medizin 9/97, S27 und 10/97, S.34

Index

A

Akropachie 41
Altershyperthyreose 52
Amiodaron 85
Antriebsmangel 38, 71
Autoimmunhyperthyreose 40
Autoimmunthyreoiditis 80
Autoimmunthyreopathie 18
Autonomie 26, 48

B

Blässe 71
Bradykardie 71

C

Carbimazol 56
CEA 21
CT 29

D

Depressive Verstimmung 71
Diagnostik 18
    Feinnadelaspirationspunktion 28
    HLA-Bestimmung 34
    Hypothyreose 72
    In-vitro-Diagnostik 19
    Kalzitonin 33
    Klinische Befunde 18
    Klinische Untersuchung 20
    Molekulargenetische Untersuchungen 34
    Röntgendiagnostik 27
    Schilddrüsenautoantikörper 31
    Schilddrüsenfunktionsdiagnostik 20
    Schilddrüsenfunktionsparameter 19
    Schilddrüsenhormonantikörper 33
    Schilddrüsenszintigraphie 24
    Schilddrüsenvolumenbestimmung 21
    Sonographie 21
    Thyreoglobulin 33
    TRH-Test 20
    TSH-Rezeptorantikörper 31
    Zytologie 28

E

Endogenes Psychosyndrom 71
Endokrine Orbitopathie 44
    Ätiopathogenese 45
    Diagnostik 47
    Differentialdiagnose 47
    Einteilung 46
    Euthyreose 61
    Klinisches Bild 45
    Kontrollen 62
    Kortikoidtherapie 61
    Ophthalmologische Untersuchung 47
    Orbitadekompression 62
    Prävalenz 44
    Retrobulbärbestrahlung 61
    Therapie 60
    Therapiezeitpunkt 61
Euthyreote Struma 94
    Behandlung 99
    Diagnostik 95
    Jodmangel 94
    Klinisches Bild 94
    Strumagröße 95
    Ursachen 94
Euthyroid-sick-Syndrom (ESS) 90

F

Feinnadelaspirationspunktion 28
    Aussage 31
    Befunde 30
    Beurteilung 29
    Durchführung 28
FT3 19
FT4 19
Funktionsdiagnostik 18

G

Galaktorrhoe 71
Genmutationen 34
Gentechnische Untersuchungen 21
Gesamt-T3 19
Gesamt-T4 19
Gewichtsabnahme 38
Gewichtsverlust 18
Gewichtszunahme 18, 71

H

Haarausfall 18, 38, 71
Hashimoto-Thyreoiditis 53
Haut 71
Heißer Knoten 26
Heißhunger 38
HLA-Bestimmung 21, 34
Hormone, freie 19
Hyperthyreose
    Altershyperthyreose 40
    Ätiologie 40
    Autoimmunhyperthyreose 40
    Autonomie 48
    Definition 38
    Diagnostik 39
    Differentialdiagnostik 40
    Endokrine Orbitopathie 44
    Hashimoto-Thyreoiditis 53
    Hyperthyreosis factitia 52
    Inspektion 18
    Jodinduzierte 63
    Keimbahnmutation 54

Stichwortregister

    Klinischer Befund 18
    Morbus Basedow 40
    Myxödem 41
    Nichtimmunogene funktionelle Autonomie 48
    Pathogenese 40
    Postpartum-Thyreoiditis 53
    Schilddrüsenhormonresistenz 54
    Schwangerschaftsassoziierte 64
    Schwangerschaftshyperthyreose 53
    Sekundäre 53
    Subklinische 39
    Symptomatik 38
    Therapie 54
    Thyreoiditis de Quervain 53
    Thyreotoxische Krise 65
Hypertonie 38
Hypothyreose
    Allgemeinerkrankungen 77
    Ätiologie 74
    Behandlung 73
    Definition 69
    Diagnostik 72
    Differentialdiagnostik 74
    Dosierung 75
    Einteilung 69
    Erworbene 69
    Fehldiagnosen 72
    Formen 70
    Hypothyreoseformen 74
    Hypothyreotes Koma 77
    Klinischer Befund 18
    Kontrollen 76
    Myxödemkoma 77
    Neonatale 69
    Passagere 76
    Pathogenese 74
    Periphere 69
    Primäre 69
    Schilddrüsenhormonsubstitution 75
    Schwangerschaft 76
    Sekundäre 69
    Subklinische 73
    Symptome 71
    Tertiäre 69
    Therapie 75
    Thyreoidektomie 76
Hypotonie 71

I

Inappetenz 38, 71
Inspektion 18
In-vitro-Diagnostik 19

J

Jod 51
Jodavidität 25
Jodgehalt 51
Jodidbedarf 105
Jodidbestimmung 21, 34
Jodidgehalt 105
Jodidstrumaprophylaxe 107
Jodidtherapie 101
Jodidurie 106

Jodkontamination 65
δ-Jodlaktone 98
Jodmangel 94
Jodmangelstruma 96
    Epidemiologie 96
    Hyperplasie 98
    Hypertrophie 97
    Jodid/Levothyroxin 102
    Jodidbedarf 105
    Jodidtherapie 101
    Medikamentöse Therapie 100
    Operationsindikation 103
    Operative Therapie 103
    Pathogenese 97
    Prophylaxe 105
    Radiojodtherapie 104
    Therapie .... 100 - 101
    TSH 97
    Wachstumsfaktoren 98

K

Kälteintoleranz 18, 71
Kalter Knoten 26
Kalzitonin 21, 33
Kardiomegalie 71
Keimbahnmutation 54
Knoten 26
Konzentrationsschwäche 38

L

Leistungsknick 18
Leistungsminderung 18
Levothyroxin 76
Libidoverlust 71
Low-T3-Syndrom 90

M

Malignitätsverdacht 28
Metastasenverdacht 28
Methimazol 66
Molekulargenetische Untersuchungen 34
Morbus Addison 77
Morbus Basedow 18, 24
    Ätiopathogenese 41
    Befunde 43
    Diagnostik 44
    Kombinationstherapie 56
    Kombinierte Erkrankungen 42
    Monotherapie 56
    Operative Therapie 59
    Prävalenz 41
    Radiojodtherapie 58
    Thyreostatika-Richtdosen 56
    Thyreostatische Therapie 54
    Verlaufsvarianten 54
Müdigkeit 18, 71
Multifokale Autonomie 26
Muskelschwäche 38, 71
Myxödem 41
Myxödemherz 71
Myxödemkoma 77

N

Nervosität ... 18
Nichtimmunogene funktionelle Autonomie ... 48
    Ätiopathogenese ... 48
    Befunde ... 50
    Besonderheiten ... 63
    Diagnostik ... 49
    Differentialdiagnostik ... 50
    Jod und Autonomie ... 51
    Klinisches Bild ... 49
    Mutationen ... 49
    Operative Therapie ... 63
    Prävalenz ... 48
    Radiojodtherapie ... 63
    Subklinische Hyperthyreose ... 63
    Thyreostatische Therapie ... 62
Non thyroidal illness (NTI) ... 90
Nuklearpharmaka ... 27

O

Obstipation ... 18, 71
Operationsplanung ... 28
Orbitadekompression ... 62

P

Palpitationen ... 38
Postpartumthyreoiditis ... 65
Postpartum-Thyreoiditis ... 53, 81

R

Radiojodtherapie ... 24, 58, 63
Reizbarkeit ... 18
RET-Protoonkogen ... 21
Retrobulbärbestrahlung ... 61
Retrosternale Struma ... 29
Rezidivknoten ... 28
Röntgendiagnostik ... 27

S

Schiddrüsenhormonsubstitution ... 75
Schilddrüsenautoantikörper ... 21
    Bewertung ... 32
    Schilddrüsenperoxidaseantikörper ... 32
    Thyreoglobulin-Antikörper ... 32
    TSH-Rezeptorantikörper ... 31
Schilddrüsenfunktionsdiagnostik ... 20
Schilddrüsenfunktionsparameter ... 19
Schilddrüsenhormonantikörper ... 33
Schilddrüsenhormonautoantikörper ... 21
Schilddrüsenhormonresistenz ... 54, 65
Schilddrüsenhormonspiegel ... 91
Schilddrüsenhormontherapie ... 102
Schilddrüsenkarzinom ... 18, 53, 65
Schilddrüsenperoxidase-Antikörper ... 21
Schilddrüsenzysten ... 28
Schlafbedürfnis ... 71
Schlafbedürfnis, erhöhtes ... 18
Schlafstörungen ... 18
Schwangerschaftshyperthyreose ... 53
Schwerhörigkeit ... 71
Schwitzen ... 18
Sekundäre hypophysäre Hyperthyreose ... 65

Sonographie ... 21
    Aussagen ... 24
    Binnenstruktur ... 22
    Grenzen ... 24
    Normvolumina ... 21
    Querschnitt ... 22
    Schilddrüsenvolumenbestimmung ... 21
Sprache ... 71
Struma
    Euthyreote ... 94
    Jodmangelstruma ... 96, 99
    Sporadische ... 99
    Strumagröße ... 95
    Ursachen ... 18
Suppressionsszintigramm ... 26
Szintigramm ... 25
Szintigraphie ... 21, 24

T

Tachyarrhythmia absoluta ... 38
Tachykardie ... 18, 38
TBG ... 19
Tc99m-Szintigramm ... 25, 27
Therapie ... 54
    Autoimmunhyperthyreose ... 54
    Besonderheiten ... 76
    Endokrine Orbitopathie ... 60
    Hyperthyreosis factitia ... 64
    Hypothyreose ... 73, 75
    Hypothyreotes Koma ... 77
    Jodidtherapie ... 101
    Jodmangelstruma ... 99, 101
    Kombinationstherapie ... 56, 102
    Kontrollen ... 57, 62
    Kortikoidtherapie ... 61
    Monotherapie ... 56
    Morbus Basedow ... 54
    Myxödemkoma ... 77
    Nebenwirkungen ... 57
    Nichtimmunogene Autonomie ... 62
    Operative ... 59, 63
    Orbitadekompression ... 62
    Postpartumthyreoiditis ... 65
    Radiojodtherapie ... 58, 63
    Retrobulbärbestrahlung ... 61
    Schilddrüsenhormone ... 102
    Schilddrüsenhormonresistenz ... 65
    Schilddrüsenhormonsubstitution ... 75
    Schwangerschaftsassoziierte Hyperthyreose ... 64
    Subklinische Hyperthyreose ... 63
    Thyreoiditis de Quervain ... 65
    Thyreostatische ... 54, 62
    Thyreotoxische Krise ... 65
Thyreoglobulin ... 21, 33
Thyreoglobulinantikörper ... 21, 32
Thyreoiditis ... 18, 28, 79
    Amiodaron-induzierte ... 82, 84
    Autoimmunthyreoiditis ... 80
    Chronisch fibrosierende (Riedelstruma) ... 82
    Chronisch lymphozytäre (Hashimoto, atrophische) ... 80
    DeQuervain ... 18, 83
    Infektiöse ... 83

Perineoplastische 84
Strahlenthyreoiditis 84
Subakute lymphozytäre (Postpartumthyreoiditis,
  silent Thyreoiditis)...81
Zytokin-induzierte...82
Thyreostatika 66
Thyreotoxische Krise .... 65 - 66
Trachealstenose 28
Trachea-Zielaufnahme.. 27 - 28
Tremor 38
TRH-Test 20
TSH 19, 91, 97
TSH-Rezeptor-Antikörper... 21, 31
TSH-Spiegelerniedrigung.. 40, 91
Tumormarker 21

U
Unifokale Autonomie...26
Unruhe 18, 38

V
Verlangsamung...18

W
Wärmeintoleranz... 18, 38

Z
Zyklusstörungen 71
Zysten 18
Zytologie 28

Klinische Lehrbuchreihe

...Kompetenz und Didaktik!

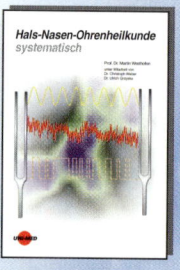

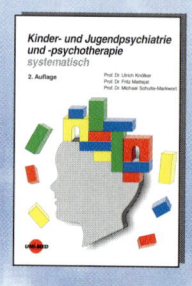

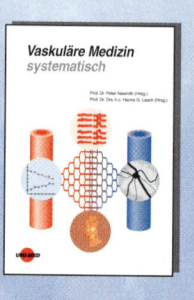

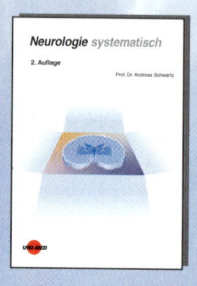

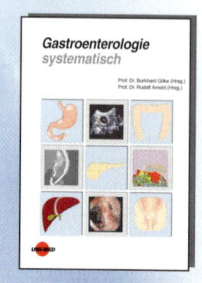

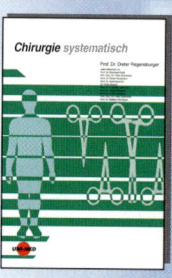

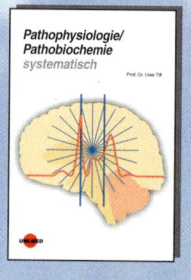

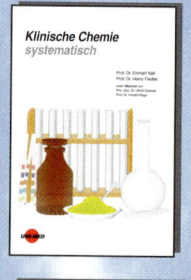

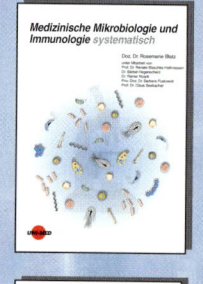

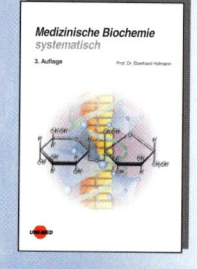

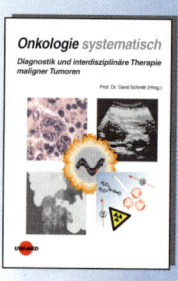

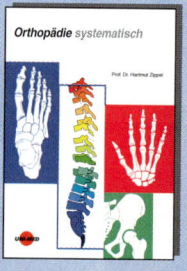

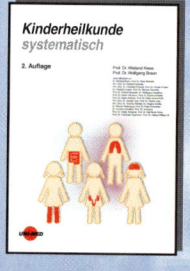

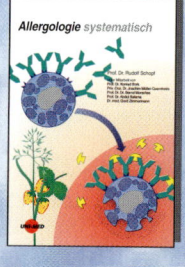

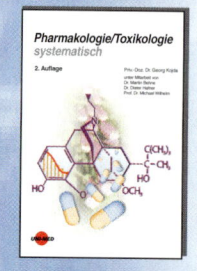

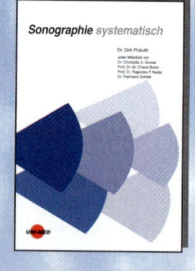

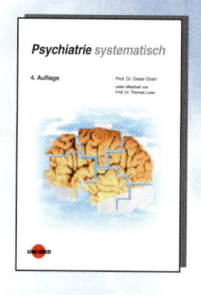

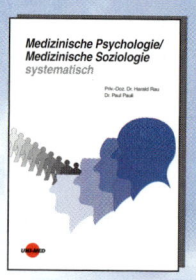

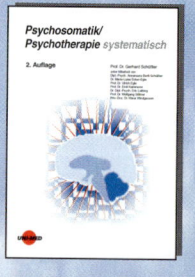

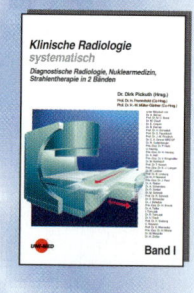

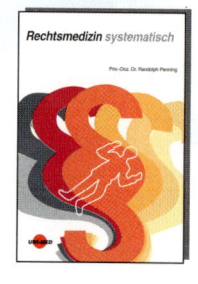

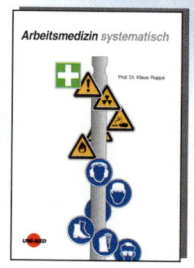

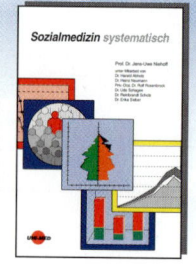

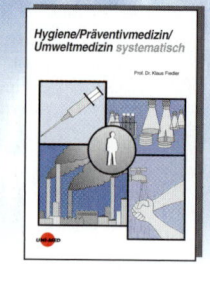

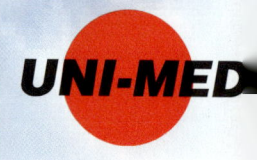

UNI-MED

Diagnostik • Therapie • Forschung
UNI-MED *SCIENCE* –
Topaktuelle Spezialthemen!

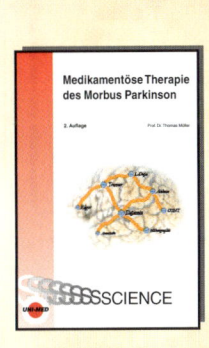

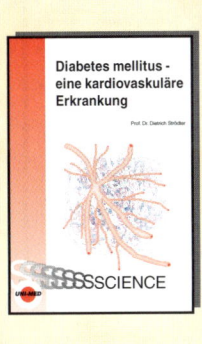

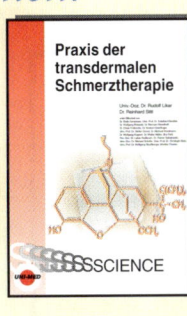

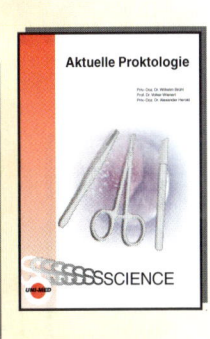

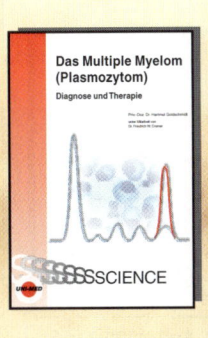

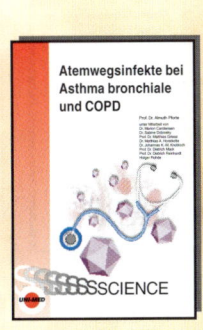

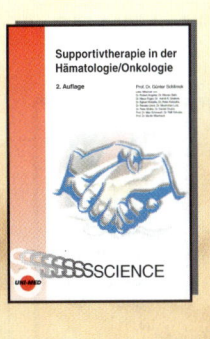

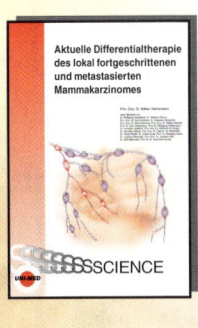

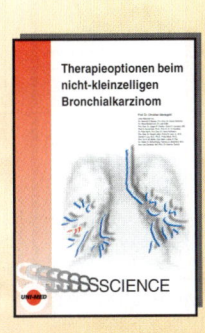

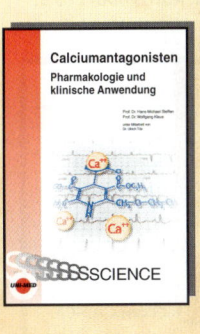

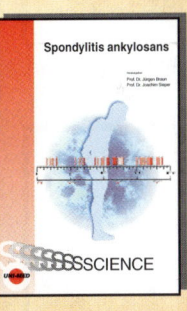

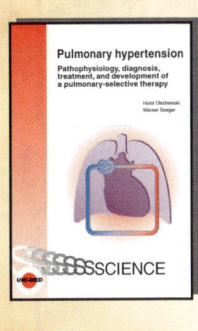

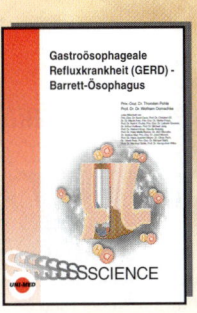

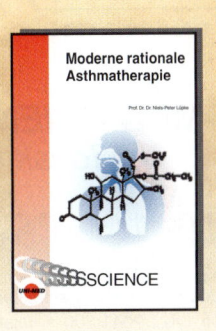

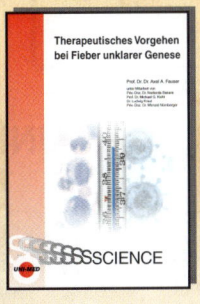

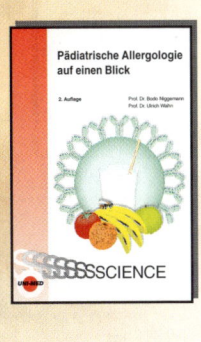

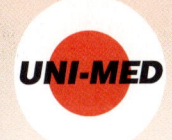

- Medikamentöse Therapie des Morbus Parkinson
- Diabetes mellitus – eine kardiovaskuläre Erkrankung
- Praxis der transdermalen Schmerztherapie
- Aktuelle Proktologie
- Atemwegsinfekte bei Asthma bronchiale und COPD
- Das Multiple Myelom (Plasmozytom) – Diagnose und Therapie
- Supportivtherapie in der Hämatologie/Onkologie
- Aktuelle Differentialtherapie des lokal fortgeschrittenen und metastasierten Mammakarzinomes
- Therapieoptionen beim nicht-kleinzelligen Bronchialkarzinom
- Calciumantagonisten – Pharmakologie und klinische Anwendung
- Spondylitis ankylosans
- Pulmonary hypertension – Pathophysiology, diagnosis, treatment, and development of a pulmonary-selective therapy
- Gastroösophageale Refluxkrankheit (GERD) – Barrett-Ösophagus
- Moderne rationale Asthmatherapie
- Therapeutisches Vorgehen bei Fieber unklarer Genese
- Pädiatrische Allergologie auf einen Blick

UNI-MED

...und ständig aktuelle Neuerscheinungen!

Mit Fachliteratur über Endokrinologie von UNI-MED...

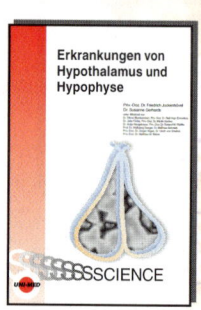

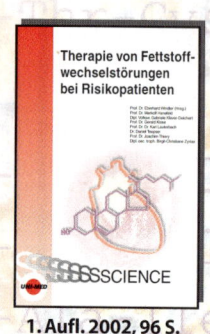

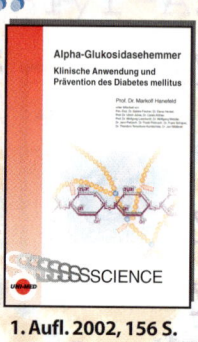

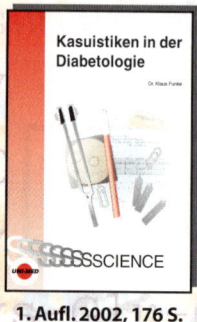

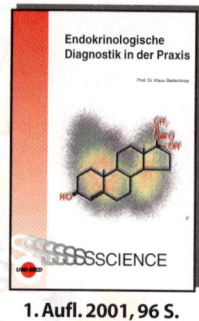

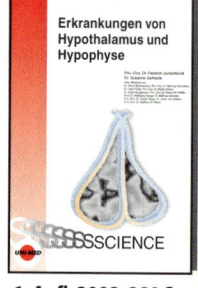

Erkrankungen von Hypothalamus und Hypophyse
1. Aufl. 2002, 280 S.

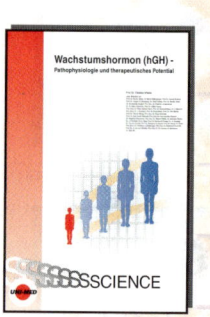

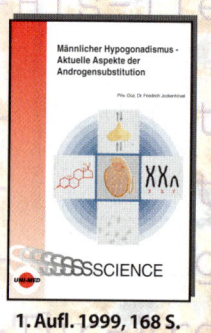

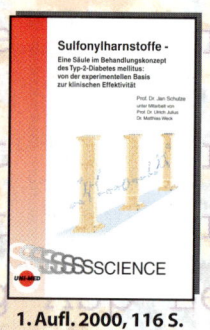

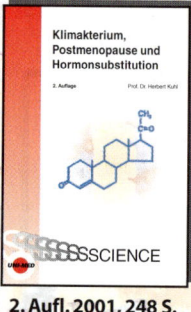

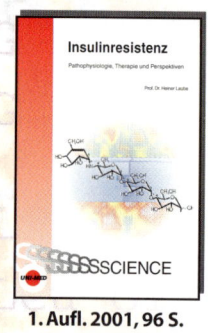

Therapie von Fettstoffwechselstörungen bei Risikopatienten
1. Aufl. 2002, 96 S.

Alpha-Glukosidasehemmer – Klinische Anwendung und Prävention des Diabetes mellitus
1. Aufl. 2002, 156 S.

Kasuistiken in der Diabetologie
1. Aufl. 2002, 176 S.

Endokrinologische Diagnostik in der Praxis
1. Aufl. 2001, 96 S.

Wachstumshormon (hGH) – Pathophysiologie und therapeutisches Potential
1. Aufl. 2001, 176 S.

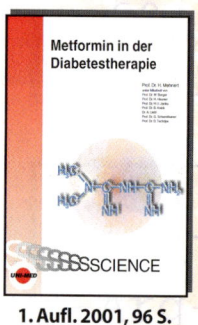

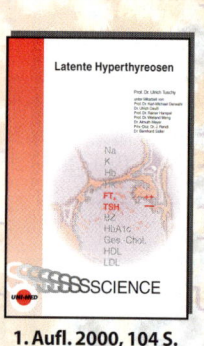

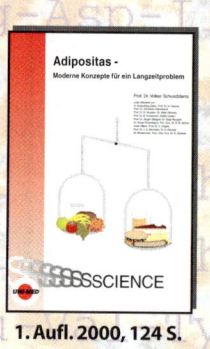

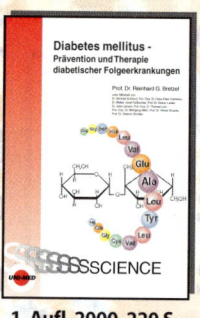

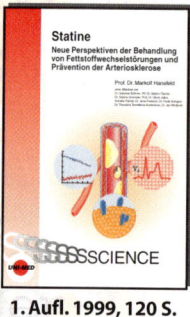

Männlicher Hypogonadismus – Aktuelle Aspekte der Androgensubstitution
1. Aufl. 1999, 168 S.

Sulfonylharnstoffe – Eine Säule im Behandlungskonzept des Typ-2-Diabetes mellitus: von der experimentellen Basis zur klinischen Effektivität
1. Aufl. 2000, 116 S.

Klimakterium, Postmenopause und Hormonsubstitution
2. Aufl. 2001, 248 S.

Insulinresistenz – Pathophysiologie, Therapie und Perspektiven
1. Aufl. 2001, 96 S.

Metformin in der Diabetestherapie
1. Aufl. 2001, 96 S.

Latente Hyperthyreosen
1. Aufl. 2000, 104 S.

Adipositas – Moderne Konzepte für ein Langzeitproblem
1. Aufl. 2000, 124 S.

Diabetes mellitus – Prävention und Therapie diabetischer Folgeerkrankungen
1. Aufl. 2000, 220 S.

Statine – Neue Perspektiven der Behandlung von Fettstoffwechselstörungen und Prävention der Arteriosklerose
1. Aufl. 1999, 120 S.

UNI-MED SCIENCE – Topaktuelle Spezialthemen!

...die Hormone fest im Griff!

UNI-MED Verlag AG • Kurfürstenallee 130 • D-28211 Bremen
Telefon: 0421/2041-300 • Telefax: 0421/2041-444
e-mail: info@uni-med.de • Internet: http://www.uni-med.de